U0297399

产科主任
带你做产检

陈升平　张　丹　编著

中国医药科技出版社

内容提要

本书以妊娠 40 周为主线，用通俗的语言介绍每个月孕妈妈产检的重点项目，讲解一些报告单中常见的指标，重点回答孕妈妈可能遇到的实际问题，说明一些孕期不利因素可能带来的后果，应该如何看待和处理，以及如何进行心理调节和胎教等。为了便于孕妈妈阅读理解，每个月还设置了"你最该知道，医生在门诊没空细说的""喜宝妈的真实经历，帮你少走弯路""孕妈妈常见问题""温馨提示"等小栏目，提醒孕妈妈需要注意的产检细节。全书内容丰富，图文并茂，简明实用，特别适合准妈妈们随手查阅。

图书在版编目（CIP）数据

产科主任带你做产检 / 陈升平，张丹编著. — 北京:中国医药科技出版社，2017.6

ISBN 978-7-5067-9333-9

Ⅰ. ①产… Ⅱ. ①陈… ②张… Ⅲ. ①妊娠期 - 妇幼保健 - 基本知识 Ⅳ. ①R715.3

中国版本图书馆CIP数据核字(2017)第118785号

产科主任带你做产检

美术编辑　陈君杞
版式设计　大隐设计

出版　中国医药科技出版社
地址　北京市海淀区文慧园北路甲 22 号
邮编　100082
电话　发行：010-62227427　邮购：010-62236938
网址　www.cmstp.com
规格　880 × 1230mm $^{1}/_{32}$
印张　8$^{1}/_{2}$
字数　163 千字
版次　2017 年 6 月第 1 版
印次　2017 年 6 月第 1 次印刷
印刷　北京盛通印刷股份有限公司
经销　全国各地新华书店
书号　ISBN 978-7-5067-9333-9
定价　39.00 元

作者简介

陈升平医生
北京电力医院妇产科主任，资深临床大夫

2002年研究生毕业于首都医科大学妇产科专业。2013年赴美国旧金山太平洋医疗中心任访问学者。

在妇产科临床一线工作20余年，对围产保健、重症抢救、产程的处理、阴道手术助产和复杂的产科手术有丰富的临床经验。被好医生网站评选为百分百受欢迎好医生。

爱生活，爱美食，爱创作，爱分享。

为了可爱的宝宝，乐此不疲地度过了280天孕期。其间有苦有乐，但始终满怀感激。

主要任务是和大家分享孕期的真实经历和经验教训，让广大孕妈少走弯路。

喜宝妈
"70"后，典型的大龄宝妈，医学科普图书编辑

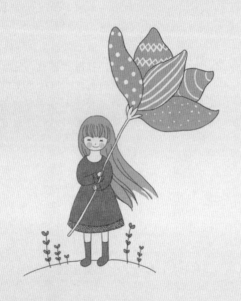

前言

孕育一个健康的宝宝是每个家庭的愿望，如何才能心想事成？如何圆每一个家庭的梦想？定期产检就很有必要了。

产检时孕妈妈会有各种困惑：如何去医院建档？孕期每周、每月该做哪些检查？名目繁多的各项数据到底说明什么？高龄产妇一定要做羊水穿刺吗？出现哪些症状是快要生了……

为了解答孕妈妈的这些问题，我萌生了写一本产检手册的想法。在本书的编写过程中，我尽量用通俗的语言去解释孕期不同时间段的产检项目，介绍一些报告单中常见的指标，重点回答孕妈妈可能"遭遇"的实际问题，说明一些孕期不利因素和可能带来的后果，应该如何看待和处理，以及如何进行心理调节和胎教等。

为了让孕妈妈阅读起来更轻松，全书采用图文并茂的形式，以检验报告单为实例，对检查结果进行解释。书中还设置了两个栏目——"你最该知道，医生在门诊没空细说的""喜宝妈的真实经历，帮你少走弯路"。每个月还有"孕妈妈常见问题""温馨提示"，提醒你可能忽略的一些产检小秘密。

真心希望通过本书的科学讲解，能够帮助孕妈妈提前了解自己的产检项目，理性面对遇到的问题，充分享受孕育新生命的快乐，幸福地迎接宝宝的到来。这也是我们产科医生最大的快乐！

　　在此要特别感谢北京电力医院妇产科翟斯文医生为本书提供了检查报告单，也向所有支持我的人致以最诚挚的谢意！

陈升平

2017 年 5 月

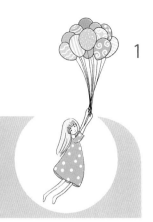

 孕前加油站

目录

目录

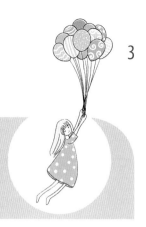

目录

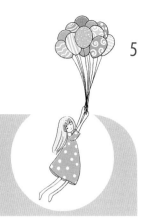

6

目录

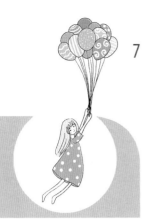

目录

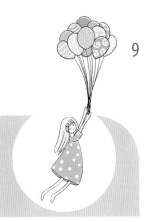

目录

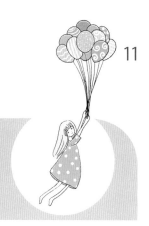

目录

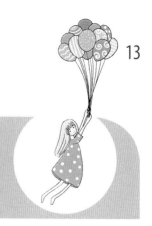

目录

09 怀孕第 9 个月（33 ~ 36 周）

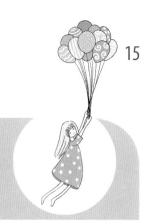

目录

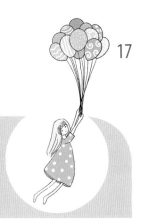

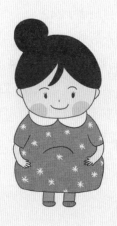

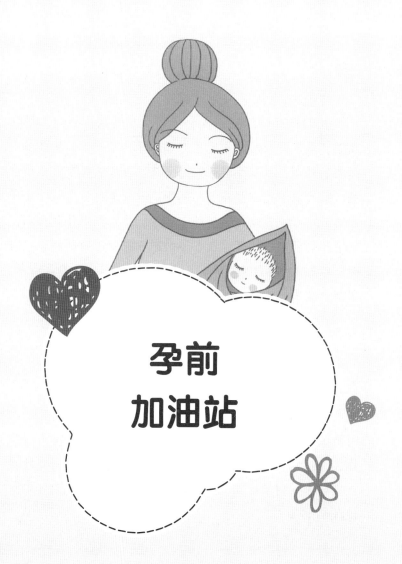

孕前
加油站

你最该知道，医生在门诊没空细说的

我们在产科门诊经常会碰到这种情况：孕妇已经怀孕了，结果产检时才发现患有乙肝等传染病，引发很多不必要的麻烦，很多孕妈妈追悔莫及。如果能在孕前做个检查，就可以避免这些痛苦和麻烦。一般来说，孕前检查在孕前 3 ~ 6 个月做是最好的，这样一旦检查出什么疾病，还有足够长的时间可以在备孕的时候进行治疗、调整。同时，夫妻双方要转变观念，不是只有女性需要做孕前检查，男性也需要。

喜宝妈的真实经历，帮你少走弯路

做孕前检查可以到妇幼医院、产科专科医院和一些大规模的综合医院。有些医院会专门设立孕前检查专科门诊，当然有些医院也会把孕前检查设在内科、妇科或计划生育科等。到了医院，只要到医询台问下导医，就可以知道挂哪个科了。

做个孕前检查更安心

孕前检查做得好，怀娃没烦恼

孕前检查是指夫妻准备生育之前到医院进行身体检查。

孕前检查能帮助准妈妈和准爸爸在怀孕前发现异常情况，及时治疗，有助于孕育健康的宝宝。在医生指导下有计划地怀孕，可减少胎儿先天生理发育缺陷的概率，保障孕妈妈平安度过孕期和分娩期。

女性理想的生育年龄在 25 ~ 30 岁，过了 35 岁，女性生理功能就会明显下降，染色体异常与生出畸形儿的概率也会逐渐提高，想要宝宝的夫妻孕前半年就要做检查了，也要开始改变不良的生活习惯及自身的营养状况，使自己的身体保持最佳状态再受孕。

什么情况下必须做孕前检查

所有准备要宝宝的育龄夫妇，都应在备孕前主动去做孕前检查。对于有特殊经历的人群，更应该做相应的检查，因为有些不利因素会影响生殖功能。

1. 未做过婚检的育龄夫妇，或女方年龄大于 30 岁。

2. 有不良产史的夫妇，如多次人流、药流、自然流产、不明原因的孕中期胎死宫内、怀过异常胎儿（畸形等）、生过智力低下儿等。

3. 有不良生活习惯的夫妇，如抽烟、酗酒、药物成瘾等。

4. 夫妻双方或一方有遗传病史、慢性疾病或传染病。

5. 夫妻双方或一方工作生活中接触过放射性物质、化学农药等。

6. 曾到过疫情流行的地区、未接种过疫苗的夫妇。

7. 饲养宠物的人群。

普通体检能替代孕前检查吗

回答是肯定的：不能。

普通体检与孕前检查不是一回事儿，体检的过程主要是发现疾病，项目内容简单，一般包括：肝、肾功能，血常规，尿常规，心电图等，是最基本的身体检查。

孕前检查除检查基本的健康状况外，还针对生殖器官及与之相关的免疫系统等进行多方面的检查，通过孕前化验检查发现有无病毒感染等。

在取消强制婚检的今天，孕前检查尤为重要，不但能检查出男女身体可能存在对胎儿不利的疾病，及时纠正，而且针对有流产史、遗传病或者年龄超过35岁的人群，也能更好地预防妊娠过程中可能出现的问题。

备孕女性要检查哪些项目

检查项目	为什么要检查	检查时间	参考价格
尿常规	尿常规检查有助于肾脏疾病的早期诊断，检查方法是尿检。10 个月的孕期对母亲的肾脏系统是一个巨大的考验，身体的代谢增加，会使肾脏的负担加重	孕前3 个月	20 元左右
生殖系统	目的是诊断是否有妇科疾病，如果有的话，最好先彻底治疗，然后再怀孕，否则会引起流产、早产等危险。常见的检查方法有宫颈 HPV、TCT 检查	在孕前任何时间检查都可以	
肝功能	肝功能检查目前有大小功能两种，大肝功能除了乙肝全套外，还包括血糖、胆质酸等项目。常见的检查方法是静脉抽血检查	孕前3 个月	几百元左右

续　表

检查项目	为什么要检查	检查时间	参考价格
优生全套	目的是检查是否有风疹病毒、弓形虫、巨细胞病毒感染。60%～70% 的女性都会感染风疹病毒，一旦感染，特别是孕前 3 个月，会引起流产和胎儿畸形。常见方法为静脉抽血检查	孕前 3 个月	400 元左右
ABO 溶血	目的是避免婴儿发生溶血症。适用于女性血型为 O 型，丈夫为 A 型或 B 型，或者有不明原因的流产史者。检查方式为静脉抽血	孕前 3 个月	
染色体异常	目的是检查有无遗传性疾病。常见的检查方式是静脉抽血，适用于有遗传病家族史的育龄夫妇	孕前 3 个月	
妇科内分泌	目的是诊断卵巢疾病。包括卵泡刺激素、黄体生成素等 6 个项目。检查方法是静脉抽血，适用于月经不调、不孕的女性	孕前任何时间检查都可以	几百元

续 表

检查项目	为什么要检查	检查时间	参考价格
甲状腺功能	孕期可使甲状腺疾病加重，而未受控制的甲状腺疾病会影响胎儿神经和智力发育	孕前3个月	根据检查项目多少，180～330元不等
口腔检查	如果牙齿没有其他问题，只需洁牙就可以了，如果牙齿损坏严重，就必须拔牙或治疗。如果孕期牙齿要是痛起来了，考虑到治疗用药对胎儿的影响，治疗很棘手，受苦的是孕妈妈和宝宝	孕前6个月	拔牙100元左右，根管治疗等每次几百元不等

温馨提示：

女性孕前检查注意事项

1.肝功能、血糖检查要求空腹，传染病检查和血常规不要求空腹。

2.避开月经期，最好在月经干净后的1周以内去检查。

3.体检前一天休息好，最好洗个澡。

4.注意检查前一天不要同房。

风疹病毒筛查报告单

如果抗体 **IgG** 阳性：提示既往感染相应病原体，若为风疹病毒，提示有保护性抗体

如果抗体 **IgM** 为阳性：提示目前感染相应病原体，若处于敏感时期，有致畸风险

姓名：崔⬛⬛⬛⬛　门诊手
性别：女　标本种
年龄：26 岁　床

序号	检验项目
1	弓型体 IgM 抗体测定 (抗
2	弓型体 IgG 抗体测定 (抗
3	巨细胞病毒抗体检测 IgM
4	**巨细胞病毒抗体检测**
5	风疹病毒 IgM 抗体 (抗RV
6	**风疹病毒 IgG 抗体 (抗R**

备注：疑似阳性时，
采标本时间：2016-10-20 10:0

床检验结果报告单　　　　　　优生优育六项（抗体）

No:517759

力医院

申请医师: 陈▇▇▇		科 别: 产科门诊
检 验 科: 免疫室		申请日期: 2016-10-20
初步诊断: 孕22周		

单位	参考值范围	提示	说明
S/CO	阴性 <0.50		0.5-0.6 建议两周后复查
IU/mL	阴性 <1.6		1.6-3.0 建议两周后复查
S/CO	阴性 <0.85		0.85-1.0 建议两周后复查
AU/mL	**阴性 <6.0**	↑	6.0-15.0 建议两周后复查
S/CO	阴性 <0.75		0.75-1.00 建议两周后复查
IU/mL	**阴性 <5.0**	↑	5.0-9.9 建议两周后复查

间: 2016-10-20 11:28　　报告时间: 2016-10-20 12:38

操作者 徐▇▇　　审核者 ▇▇▇

内分泌检查报告单

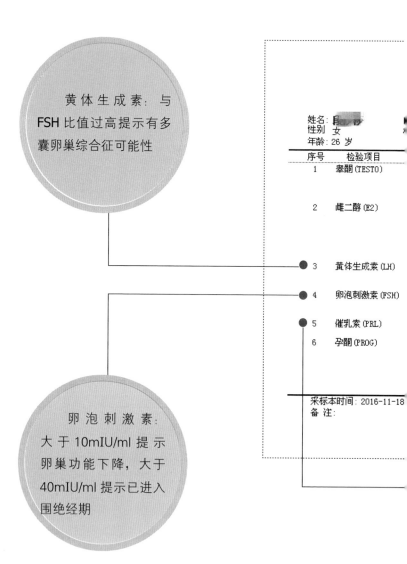

黄体生成素：与FSH比值过高提示有多囊卵巢综合征可能性

卵泡刺激素：大于10mIU/ml提示卵巢功能下降，大于40mIU/ml提示已进入围绝经期

姓名：
性别：女
年龄：26 岁

序号	检验项目
1	睾酮 (TESTO)
2	雌二醇 (E2)
3	黄体生成素 (LH)
4	卵泡刺激素 (FSH)
5	催乳素 (PRL)
6	孕酮 (PROG)

采标本时间：2016-11-18
备注：

临床检验结果报告单　　　　　　性腺六项

No: **496468**

申请医师：████　　科　别：**妇科门诊**
检 验 科：放免室　　申请日期：2016-11-18
初步诊断：子宫颈炎

结果	单位	参考值范围	提示
269	ng/ml	男性20-50岁:2.49-8.36 男性>50岁:1.93-7.40 女性21-50岁:0.084-0.481 女性>50岁:0.029-0.408	
74.5	pg/mL	女性卵泡期:19.02-151.04 排卵期:82.1-436.5;黄体期:45.9-189.7 绝经期:<5.00-55.3;孕期前三个月:193.2->4 300	
4.99	mIU/mL	男性:14.83-44.9 女性卵泡期:2.4-12.6 排卵期:14.0-95.6;黄体期:1.0-11.4 绝经期:7.7-58.5;男性:1.7-8.6	
3.02	mIU/mL	女性卵泡期:3.5-12.5 排卵期:4.7-21.5;黄体期:1.7-7.7 绝经期:25.8-134.8;男性:1.5-12.4	
52.8	uIU/ml	非孕期女性:102-496 男性:86-324	
0.26	ng/mL	女性卵泡期: 0.2-1.5 排卵期:0.8-3.0;黄体期:1.7-27 绝经期:0.1-0.8;孕早期:11.5-47.2 孕中期:16.5-49.9;孕晚期:61.3-202 男性:0.2-1.4	

时间: 2016-11-21 09:34　　报告时间: 2016-11-22 09:55

操作者：████　　审核者：████

催乳素：大于正常值2倍以上提示高泌乳素血症

温馨提示:

内分泌检查在月经干净后的 3 ~ 7 天内检查。

1. 促卵泡成熟激素(FSH):垂体前叶嗜碱性细胞分泌的一种糖蛋白激素,功能是促进卵巢的卵泡发育和成熟。血 FSH 的浓度在排卵前期为 1.5 ~ 10U/L,排卵期为 8 ~ 20U/L,排卵后期为 2 ~ 10U/L。FSH 值低见于雌、孕激素治疗期间,席汉氏综合征等。FSH 值高见于卵巢早衰、卵巢不敏感综合征、原发性闭经等。

2. 促黄体生成素(LH):垂体前叶嗜碱性细胞分泌的一种糖原蛋白激素。功能是促进排卵,形成黄体分泌激素。血 LH 浓度,排卵前期为 2 ~ 15U/L,排卵期为 20 ~ 100U/L,排卵后期为 4 ~ 10U/L。低于 5U/L 提示促性腺激素功能低下,见于席汉氏综合征。高 FSH 如再加高 LH,则卵巢功能衰竭已十分肯定。LH/FSH ≥ 3,则是诊断多囊卵巢综合征的依据之一。

3. 催乳素(PRL):由垂体前叶嗜酸性细胞之一的泌乳滋养细胞分泌,是一种单纯的蛋白质激素,主要功能是促进乳腺的增生及乳汁的生成和排乳。在非哺乳期,血 PRL 正常值为 0.08 ~ 0.92nmol/L,高于 1.0nmol/L 即为高催乳素血症。催乳素过高,可能是脑垂体肿瘤或甲状腺功能低下。

4. 雌二醇（E2）：主要功能是使子宫内腺生长成增殖期，促进女性第二性征的发育。血 E2 的浓度在排卵期为 48 ~ 52lpmol/L，排卵期为 370 ~ 1835pmol/L，排卵后期为 272 ~ 793pmol/L。低值见于卵巢功能低下性腺发育不良、卵巢功能早衰、席汉氏综合征。卵巢瘤或妊娠都可能表现为雌激素水平过高。

5. 孕酮（P）：卵巢的黄体分泌。主要功能是促使子宫内膜从增殖期转变为分泌期。血 P 浓度在排卵前期为 0 ~ 4.8nmol/L，排卵后期为 7.6 ~ 97.6nmol/L。排卵后期血 P 值低，见于黄体功能不全、排卵型子宫功能失调性出血。黄体脂酮素过低，表明垂体和卵巢功能低下，可能为无排卵或月经不调、妊娠异常或者先兆流产。

6. 睾酮（T）：50% 由外周雄烯二酮转化而来，25% 为肾上腺皮质所分泌，仅 25% 来自卵巢。主要功能是促进阴蒂、阴唇和阴阜的发育，对雄激素有拮抗作用，对全身代谢有一定影响。血浆睾酮水平在 0.7 ~ 2.1nmol/L，如果 T 值高，称高睾酮血症，可引起女性不育。睾酮过高，可能为多囊卵巢综合征或染色体异常等。

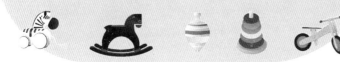

贫血筛查报告单

白细胞：正常范围（4 ~ 10）×10⁹/L，过高提示有感染可能

血红蛋白：正常范围 110 ~ 150g/L，过低提示贫血

北京市医疗机

姓名：李晓同   门诊病历：1
性别：女   标本种类：末梢血
年龄：28 岁   床　号：

No	项目	结果	单位
1	*白细胞 (WBC)	8.0	×10^9/L
2	*红细胞 (RBC)	4.78	×10^12/L
3	*血红蛋白 (HGB)	139.0	g/L
4	*红细胞压积 (HCT)	41.5	%
5	*红细胞平均体积 (MCV)	86.8	fL
6	*红细胞平均血红蛋白 (MCH)	29.1	pg
7	*红细胞平均血红蛋白浓度 (MCHC)	335.0	g/L
8	*血小板 (PLT)	276.0	×10^9/L
9	红细胞体积分布宽度标准差 (RDW)	40.2	fL
10	红细胞分布宽度变异系数 (RDW)	13.4	%
11	血小板体积分布宽度标准差 (PDW)	16.2	fL
12	**血小板平均体积 (MPV)**	**12.4**	**fL**
13	大血小板比率 (P-LCR)	42.2	%
14	血小板压积 (PCT)	0.34	%
15	中性粒细胞比率 (NEUT%)	63.5	%
16	中性粒细胞数 (NEUT#)	5.05	×10^9/L
17	淋巴细胞比率 (LYMPH%)	29.6	%
18	淋巴细胞数 (LYMPH#)	2.36	×10^9/L
19	单核细胞比率 (MONO%)	5.5	%
20	单核细胞数 (MONO#)	0.44	×10^9/L

采标本时间：2016-10-24 08:21
备注：

你最该知道，医生在门诊没空细说的

血常规中的红细胞、血红蛋白是诊断贫血的参考指标。

贫血患者，食补的话，可以吃些猪肝和大枣等补血

告单　　　No: 26　　　全血细胞分析(指血)

科别: 产科门诊
申请日期: 2016-10-24

	结果	单位	参考值
比率(EO%)	1.10	%	0.5~5.0
数(EO#)	0.09	×10^9/L	0.1~0.5 ↓
比率(BASO%)	0.30	%	0~1.0
数(BASO#)	0.02	×10^9/L	0~0.1

30　报告时间: 2016-10-24 08:45
操作者: 于文杰　　审核者: 李苏华

血小板: 正常范围 100 ~ 300, 过低提示血液系统疾病或出血倾向

中性粒细胞百分比: 正常范围 50 ~ 70, 过高提示细菌感染可能

的食物。药补的话, 如果是缺铁性贫血, 可补充铁剂治疗, 如为巨幼细胞性贫血应补充叶酸、维生素 B_{12} 治疗, 并对原发病积极治疗。

肝功检查报告单

孕前肝功检查是指在夫妻备孕前3个月内做的针对肝脏功能的检查。通过医学科学检测与肝脏功能代谢有关的各项指标，反映肝脏基本情况、状态。由于肝脏部位疾病可通过母体感染胎儿，对怀孕、优生优育有极大影响，因此孕前肝功能检查非常有必要。

丙氨酸氨基转移酶，门冬氨酸氨基转移酶，乳酸脱氢酶：升高提示肝功能异常，常见于妊娠期高血压疾病，妊娠期急性脂肪肝等疾病

总胆汁酸：升高提示妊娠期肝内胆汁淤积症可能

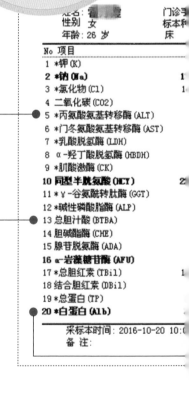

姓名：█████ 门诊手
性别：女 标本种
年龄：26 岁 床

No.	项目	
1	*钾 (K)	
2	*钠 (Na)	1
3	*氯化物 (Cl)	1
4	二氧化碳 (CO2)	
5	*丙氨酸氨基转移酶 (ALT)	
6	*门冬氨酸氨基转移酶 (AST)	
7	*乳酸脱氢酶 (LDH)	
8	α-羟丁酸脱氢酶 (HBDH)	
9	*肌酸激酶 (CK)	
10	同型半胱氨酸 (HCY)	2
11	*γ-谷氨酰转肽酶 (GGT)	
12	*碱性磷酸酯酶 (ALP)	
13	总胆汁酸 (BTBA)	
14	胆碱酯酶 (CHE)	
15	腺苷脱氨酶 (ADA)	
16	α-岩藻糖苷酶 (AFU)	
17	*总胆红素 (TBil)	1
18	结合胆红素 (DBil)	
19	*总蛋白 (TP)	
20	*白蛋白 (Alb)	

采标本时间：2016-10-20 10:(
备 注：

肌酐：升高提示肾脏功能损伤，多见于妊娠期高血压疾病肾脏功能损伤

末检验结果报告单　　　　No:517753　　　　生化35项

力医院

申请医师：陈　　平　　科　别：产科门诊
检　验　科：生化室　　申请日期：2016-10-20
初步诊断：孕22周

No 项目	结果	单位	参考值
21 *葡萄糖 (Glu)	3.90	mmol/L	3.90~6.10
22 *尿素 (UR)	2.15	mmol/L	2.86~8.20 ↓
23 *尿酸 (Ua)	136	μmol/L	90~420
24 *肌酐 (Cr)	44	μmol/L	44~115
25 *钙 (CA)	2.15	mmol/L	2.03~2.67
26 *无机磷 (PO4)	1.20	mmol/L	0.80~1.50
27 镁 (Mg)	0.87	mmol/L	0.66~1.10
28 *甘油三酯 (TG)	0.97	mmol/L	0.11~2.30
29 *总胆固醇 (Chol)	5.95	mmol/L	2.30~5.70 ↑
30 高密度脂蛋白 (HDL)	2.12	mmol/L	0.83~1.97 ↑
31 低密度脂蛋白 (LDL)	3.06	mmol/L	1.90~3.80
32 载脂蛋白A1 (APO-A1)	2.39	g/L	1.20~1.80 ↑
33 载脂蛋白B (APO-B)	1.04	g/L	0.60~1.14
34 脂蛋白a (LPa)	468	mg/L	0~300
35 高敏C-反应蛋白 (hs-CRP)	3.85	mg/L	0~

白蛋白：降低有发生体腔积液可能

间：2016-10-20 11:25　　报告时间：2016-10-20 14:05

操作者：屈俊越　　审核者：李莽

传染病筛查报告单

孕前有必要查一下夫妻双方是否有传染病。传染病筛查项目包括梅毒、丙型肝炎、艾滋病、乙肝。下面，先说说它们的危害。

1. 梅毒：发生在妊娠期的梅毒叫妊娠梅毒，危害大，不但能给孕妈妈健康带来影响，更能影响胎宝贝发育，导致流产、早产、死胎。即使妊娠能维持到分娩，所生婴儿患先天性梅毒的概率也很高。有些胎儿虽然发育正常，但在通过产道时，还有可能与生殖器病损接触而感染。传染途径包括：与现症病人发生性接触，病人的唾液、乳汁、精液、尿液及皮肤损害表面均含有大量的梅毒螺旋体。接触已污染的衣物、用具或通过输血、使用消毒不严格的医疗器械等也可以导致感染。

2. 丙型肝炎：会通过母婴传播的方式传染给婴儿，病毒感染是患病的原因。主要传播方式是血液接触、性行为和母婴传播。接吻、拥抱、喷嚏、咳嗽、食物、饮水、共用餐具和水杯、无皮肤破损及其他无血液暴露的接触一般不会传播

3. 艾滋病：是由人类免疫缺陷病毒（HIV）感染引起的一种传染病，由性行为、血液接触或母婴接触传播。婴幼儿九成的感染来自母婴传播。感染了艾滋病病毒的妈妈会在妊娠、分娩和哺乳等过程中把艾滋病病毒传染给胎儿或婴儿。第一是通过胎盘，第二是通过产道（在分娩的过程中传播），第三就是母乳喂养。

4. 乙肝病毒：包含表面抗原（HBsAg）、e抗原（HBeAg）和核心抗原（HBcAg）3种抗原成分，可以引起机体产生相应的3种抗体，即乙肝表面抗体（HBsAb）、乙肝e抗体（HBeAb）和乙肝核心抗体（HBcAb）。但乙肝核心抗原处于乙肝病毒颗粒的

核心部分，极少释放入血，由于技术问题，血清中很难检出游离的核心抗原，所以这三对抗原抗体系统中只能检测到两对半，这就是俗称的"两对半"，即表面抗原（HBsAg）、表面抗体（HBsAb）、e抗原（HBeAg）、e抗体（HBeAb）和核心抗体（HBcAb），这是目前临床最为普及的乙肝病毒学检查指标。

乙肝表面抗原（HBsAg）是病毒感染的标志，俗称"澳抗"。围产期母婴传播是HBV最主要的传播途径之一。那么，母婴感染的概率是多少呢？在进行了阻断之后，大三阳妈妈的阻断成功率约90%，小三阳DNA阴性的阻断率接近100%。所以总计平均是95% ~ 97%左右的阻断率。阻断环节中最关键也最无争论的是给宝宝注射球蛋白。

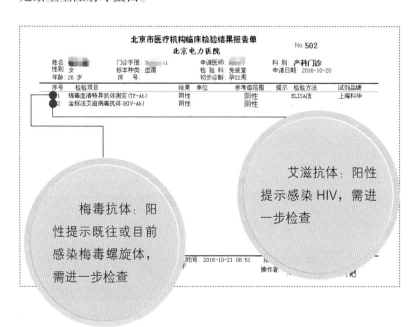

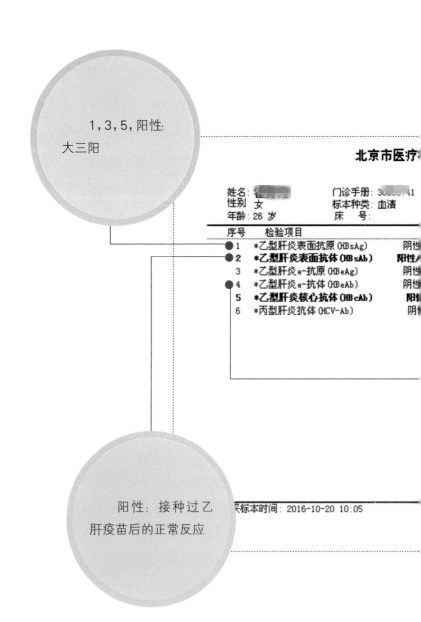

1, 3, 5, 阳性:
大三阳

阳性: 接种过乙
肝疫苗后的正常反应

北京市医疗

姓名:
性别: 女
年龄: 26 岁

门诊手册: 30□□□□41
标本种类: 血清
床 号:

序号	检验项目	
1	*乙型肝炎表面抗原 (HBsAg)	阴性
2	*乙型肝炎表面抗体 (HBsAb)	阳性
3	*乙型肝炎e-抗原 (HBeAg)	阴性
4	*乙型肝炎e-抗体 (HBeAb)	阴性
5	*乙型肝炎核心抗体 (HBcAb)	阳性
6	*丙型肝炎抗体 (HCV-Ab)	阴性

标本时间: 2016-10-20 10:05

报告单　乙肝五项+丙肝

No:106

科 别: **产科门诊**
申请日期: 2016-10-20

参考值范围	提示	检验方法	试剂品牌
阳性 <1.00		ELISA法	上海科华
阳性 <**1.00**	↑	ELISA法	上海科华
阳性 <1.00		ELISA法	上海科华
阳性 >1.00		ELISA法	上海科华
阳性 >**1.00**	↓	ELISA法	上海科华
阳性 <1.00		化学发光法	雅培

1，4，5阳性：小三阳

07:58　报告时间: 2016-10-21 10:52

操作者:　　　　审核者

凝血功能检查报告单

正常状态下，机体凝血系统和抗凝系统处于动态平衡，促进和抑制凝固的物质相互作用、相互制约构成了凝血机制的自我调节。

怀孕后孕妇机体呈高凝状态，凝血功能增强、抗凝及纤溶功能减弱，这种状态有利于快速、有效止血，但同时又易形成血栓和产科并发症。因此，孕前进行凝血四项指标检测对于预防产科并发症、保证母子平安有着极其重要的意义。

妊娠是一段特殊的生理过程，在这一过程中，机体的各项指标会有所变化。临产孕妇血液处于高凝状态，凝血四项指标也会发生一系列的生理变化。特别是妊娠后，孕妇各种凝血因子均有不同程度的增高，尤其是纤维蛋白含量明显增高。

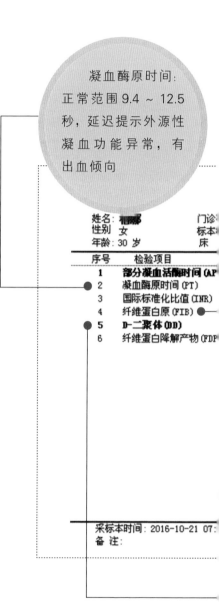

凝血酶原时间：正常范围 9.4 ~ 12.5 秒，延迟提示外源性凝血功能异常，有出血倾向

姓名：柳娜　　　门诊
性别：女　　　　标本
年龄：30 岁　　　床

序号	检验项目
1	部分凝血活酶时间（AP
2	凝血酶原时间（PT）
3	国际标准化比值（INR）
4	纤维蛋白原（FIB）
5	D-二聚体（DD）
6	纤维蛋白降解产物（FDP

采标本时间：2016-10-21 07：
备　注：

纤维蛋白原：正常范围 2.0 ~ 4.0g/L，减少提示凝血功能异常，多见于产后大出血凝血物质消耗或肝脏功能异常导致的凝血物质合成障碍

床检验结果报告单

力医院

No:529

申请医师:	科 别: **产科门诊**
检验科: 病房血液	申请日期: 2016-1
初步诊断: 孕33周	

单位	参考值范围	
sec	25.1~36.5	↓
sec	9.4~12.5	
	0.81~1.21	
g/L	2.0~4.0	
mg/L	< 0.25	↑
mg/L	0~5	

D-二聚体：正常范围小于 0.25mg/L，孕妇可升高，过高提示血拴性疾病可能

间: 2016-10-21 08:53　　报告时间: 2016-10-21 09:49

操作者:　　　　审核

接种 5 种疫苗，生个健康宝宝

在怀孕期间，为了避免对胎儿产生影响，一般不建议孕妇接受疫苗接种，所以怀孕前接种疫苗就非常必要。

风疹疫苗

如果孕妈妈被风疹病毒感染，25% 风疹患者会在早孕期发生先兆流产、流产、胎死宫内等严重后果。也可能会导致胎儿出生后先天性畸形或先天性耳聋。最好的预防办法，就是在孕前注射风疹疫苗。

◆**注射时间：** 至少在孕前 3 个月。

◆**免疫效果：** 有效率在 98% 左右，可达到终身免疫。

◆**特别提醒：** 怀孕前未接种疫苗，怀孕早期怀疑可能感染风疹病毒，应尽快到医院做免疫性抗体 IgM 测定。一旦确定患有急性风疹，一般医生会劝说患者考虑终止怀孕。

乙肝疫苗

母婴传播是乙型肝炎的重要传播途径之一。乙肝病毒是垂直传播的，通过胎盘屏障，直接感染胎儿，使胎儿一出生就成为乙肝病毒携带者。其中 25% 的患者在成年后会转化成肝硬化或肝癌。同时，乙肝病毒还可使胎儿发育畸形。所以，育龄女性为预防肝炎，并使胎儿免遭乙肝病毒侵害，可以注射乙肝疫苗。

◆**注射时间：** 按照 0、1、6 的程序注射。即从第一针算起，在此后 1 个月时注射第二针，在 6 个月时注射第三针。建议在孕前 9 个月进行注射。

◆ **免疫效果：** 免疫率可达 95% 以上，有效期 5～9 年。如果有必要，可在注射疫苗后 5～6 年时加强注射 1 次。

◆ **特别提醒：** 部分人在打完第三针后还是不能产生抗体，或者产生抗体的数量很少。所以还需要进行加强注射，如果出现这种情况的话，最好把注射乙肝疫苗的时间提前到孕前 11 个月。

甲肝疫苗

甲肝病毒可以通过水源、饮食传播。而妊娠期因内分泌的改变和营养需求量的增加，肝脏负担加重，抵抗病毒的能力减弱，极易被感染。因此，经常出差或经常在外面就餐的女性，更应该在孕前注射甲肝疫苗。

◆ **注射时间：** 至少在孕前 3 个月。

◆ **免疫效果：** 接种甲肝疫苗后 8 周左右，便可产生很高的抗体，获得良好的免疫力。接种疫苗后 3 年可进行加强免疫。

◆ **特别提醒：** 甲肝病毒是通过饮食、水源的途径传播的，由于在怀孕后孕妈妈抵抗病毒的能力减弱，很容易受到感染。所以注射甲肝疫苗是必要的。

流感疫苗

流感疫苗属短效疫苗，抗病时间只能维持 1 年左右，且只能预防几种流感病毒，可根据自己的身体状况自行选择。

◆ **注射时间：** 如果准备怀孕的前 3 个月，刚好是在流感疫苗注射期，则可考虑注射。如果已怀孕，应询问医生是否可注射。

◆**免疫效果**：1 年左右。

◆**特别提醒**：准备怀孕的女性，平时一定要养成锻炼身体的习惯，不断增强体质。疫苗毕竟是病原或降低活性的病毒，虽然有效，但也并不是打得越多越好。

水痘疫苗

孕早期感染水痘，可导致胎儿先天性水痘或新生儿水痘；怀孕晚期感染水痘，可能导致孕妇患严重肺炎甚至致命。通过接种水痘 – 带状疱疹病毒疫苗，可在孕期有效防止感染水痘。

◆**注射时间**：至少在受孕前 3 ~ 6 个月接种疫苗。

◆**免疫效果**：可达 10 年以上。

◆**特别提醒**：由于对水痘 – 带状疱疹病毒没有特效药物治疗，主要是预防感染为主，育龄女性在怀孕前后应避免接触水痘患者。

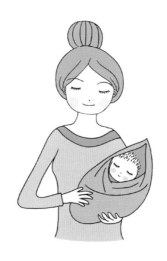

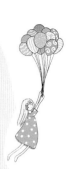

备孕期常见问题

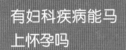
结婚 10 个月没有怀孕，是不孕不育吗

有正常夫妻生活，没有采取任何避孕措施，满一年不怀孕才算是不孕。导致不孕不育的原因很多，建议夫妻双方到医院检查一下，如输卵管是否通畅，激素水平是否正常，精子情况是否正常等，然后针对病因治疗。

有妇科疾病能马上怀孕吗

妇科疾病会影响女性怀孕，准备要宝宝的女性应该先去医院检查，确认没有妇科疾病后再怀孕。妇科检查的作用是对一些妇科疾病作早期预防以及早期治疗。因为很多妇科疾病在前期并无症状，而其潜在危险却是难以有效预料的，一旦突发，所带来的身体危害和心理危害都是难以估计的。

例如，妇科疾病中最常见的是炎症，妇科炎症主要的病原菌包括霉菌、支原体、衣原体、各种细菌，比如葡萄球菌、大肠杆菌、链球菌及一些厌氧菌，还有结核菌、淋菌、梅毒等，这些都可以对生育造成影响。

备孕的女性朋友，千万不要掉以轻心，一定要做产前妇科检查。

女性月经不调怎么办

1.第一步查原因：女性月经干净后去医院检查。

（1）卵巢功能检查：①子宫内膜检查；②阴道脱落细胞检查；③宫颈黏液结晶检查；④血激素水平检查；⑤基础体温测定有无排卵；⑥B超检查；⑦染色体检查。

如果排卵，很好，可以计划怀孕了，如果没有排卵继续进行下去。

（2）垂体功能检查：注射药物，看垂体对外源性激素的反应，明确病变部位在不在垂体。CT检查和核磁共振检查：排除垂体腺瘤。

2.第二步对因治疗：发现病因后的对症治疗。

3.第三步在医生的指导下怀孕。

心情不好、紧张对受孕有影响吗

心情不好、精神紧张常常导致内分泌失调。研究表明，在不孕不育的诸多因素当中，精神、心理因素是一个重要的原因。当精神紧张时，机体发生应急反应，肾上腺素与去甲肾上腺素释放增加，使得体内儿茶酚胺浓度增加，下丘脑和垂体合成的许多激素增加，这些激素的变化影响下丘脑 - 垂体 - 卵巢性腺轴功能，导致内分泌失调，出现月经紊乱，卵巢排卵障碍，以及影响卵巢性激素的分泌，导致不孕。同时紧张也造成子宫和输卵管发生痉挛性的收缩，子宫颈分泌发生异常，这些变化都不利于精子通过宫颈、输卵管而影响受精，

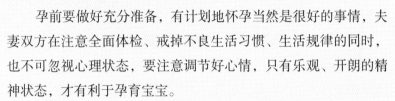

从而也可以导致不孕。而在男性方面，过度紧张可出现阳痿、早泄、暂时性的功能障碍，以及影响精子的质量，导致男性不育。生活当中，可以见到一些女性结婚后长时间没怀孕就精神紧张，尤其是随着年龄的增大，天天忧心忡忡，精神焦虑，四处求医，治疗效果往往也不理想。

　　孕前要做好充分准备，有计划地怀孕当然是很好的事情，夫妻双方在注意全面体检、戒掉不良生活习惯、生活规律的同时，也不可忽视心理状态，要注意调节好心情，只有乐观、开朗的精神状态，才有利于孕育宝宝。

经常加班熬夜对怀孕有影响吗

经常熬夜会影响怀孕。如果因为工作压力大、经常出差等导致需要经常熬夜，这样的不良生活习惯对备孕有不好的影响，不仅影响了精子和卵子的质量，还会导致免疫力下降，不利于怀孕。准妈妈经常熬夜会导致内分泌紊乱，导致月经不调，甚至可能影响正常排卵和正常月经，影响怀孕，严重时还可能导致不孕。如果是男性经常熬夜，会影响精子质量，严重时影响激素的分泌，影响精子的质量和数量，从而进一步引起不育。

　　因此，准备要宝宝的夫妻双方都应该养成良好的生活习惯，按时作息，调理身体。

体重跟怀孕有关系吗

孕前控制体重很重要，这是因为过胖或过瘦都会影响体内的分泌功能，不利于受孕，甚至还会增加婴儿出生后患上呼吸道疾病和腹泻的概率。过胖或者过瘦对准妈妈产后的恢复也不利，会增加患妊娠高血压综合征、妊娠糖尿病的风险。

女人太瘦，脂肪不够正常数量时，就会出现内分泌紊乱甚至闭经，雌激素水平也容易低下，不容易受孕。女人太胖也难怀孕，就算怀孕了也会出现各种风险，过度肥胖会导致孕期并发症增多，主要是妊娠高血压和妊娠糖尿病，肥胖还使准妈妈发生流产、难产和死胎的可能性大大增加，新生儿的死亡率也明显高于正常体重的新生儿。

曾经胎停育，有必要查染色体吗

作为孕前的一项重要检查，染色体检查能预测生育染色体病后代的风险，及早发现遗传疾病及本人是否有影响生育的染色体异常、常见性染色体异常，以采取积极有效的干预措施。

凡有不育、习惯性流产史的夫妇双方去检查染色体是必要的。由于辐射线可致染色体损伤，所以对接触或接受射线照射者进行染色体的监测也是必要的。

目前已知的染色体病有 300 余种，大多数胎儿伴有生长发育迟缓、智力低下、畸形、性发育障碍等多种先天缺陷。

染色体异常，主要分为结构异常和数目异常。染色体结构异常包括易位、倒位、缺失等；染色体数目异常包括超雌综合征、特纳综合征、柯氏综合征等。染色体数目异常或结构异常可能引起流产、死胎、畸胎等不良孕产史的发生，不同的染色体异常，会导致不同的孕产结局。

◎ **特别是以下备孕人群，更要做染色体检查：**

1. 夫妇一方有染色体异常，如平衡易位、嵌合体等；

2. 家庭中已有染色体异常或先天畸形的个体；

3. 多次流产的女性；

4. 无精子症男性；

5. 两性内外生殖器畸形者；

6. 原发性闭经和女性不育症患者；

7. 女性年龄在 35 岁以上者。

备育期，男性也别偷懒呦

备育男性必检项目

1. 精液检查：男性孕前检查最重要的就是精液检查。不少男性朋友嫌取精液麻烦而不愿检查，但是，与妻子孕前检查的众多项目相比，精液检查已经算是很方便的了。也正是因为平时体检肯定不会检查精液，因此备孕期的男性更有必要检查一下精子情况。

2. 泌尿生殖系统检查：如果觉得自己的睾丸发育可能有问题，一定要先问一下父母亲，自己小时候是否患过腮腺炎，是否有过隐睾、睾丸外伤和手术、睾丸疼痛肿胀、鞘膜积液、斜疝、尿道流脓等情况，将这些信息提供给医生，并仔细咨询。

3. 有些人如果几年没有进行体检或者没做过婚检，那么还要做血液检查、尿常规、心电图等检查，特别是肝炎、梅毒、艾滋病等传染病检查十分必要。

4. 医生还会详细询问体检者及家人以往的健康状况，曾患过何种疾病、如何治疗等情况，特别要重点询问是否患有精神病、遗传病等，必要时还要求检查染色体、血型等。

精液检查，看这几项就够了

◎ 一般检查

1. 精液量：正常人一次排精 2 ~ 5ml，平均 3.5ml。

2. 颜色和透明度：正常刚射出的精液呈乳白色或灰白色，液化后呈半透明乳白色，久未排精者可呈淡黄色。鲜红色或暗红色的血精见于生殖系统炎症、结核和肿瘤患者。黄色脓样精液，见于精囊炎或前列腺炎患者。

3. 黏稠度和液化：正常新鲜的精液排出后数秒呈黏稠胶冻状，在精液中纤溶酶的作用下，30分钟后开始液化。如果黏稠度降低呈米汤样，可能是精子数量减少，见于生殖系统炎症，精液不凝固见于精囊阻塞或损伤；如果精液1小时后不液化，可能是由于炎症破坏纤溶酶所致，如前列腺炎，精子不液化会抑制精子活动力而影响受孕。

4. 酸碱度：pH值。正常精液呈弱碱性，pH值为 7.2 ~ 8.0，以利于中和酸性的阴道分泌物，pH值小于7或大于8都能影响精子的活动和代谢，不利于受孕。

温馨提示：

男性孕前检查注意事项

1. 检查前最好洗澡，当天要空腹。

2. 还需禁欲 3 ~ 5 天，做精液常规检查。

3. 了解自己幼年时的病史：是否患过腮腺炎，是否有过隐睾、睾丸外伤和手术、睾丸疼痛肿胀、鞘膜积液、斜疝、尿道流脓等情况，就诊时一定要如实告诉医生，不要隐瞒病史。

◎ 精液显微镜检查

1. 精子存活率：排精后 30 ~ 60 分钟，正常精子存活率应为 80% ~ 90%，精子存活率降低是导致不育的重要原因。

2. 精子活动力：指精子活动状态，也是指活动精子的质量。世界卫生组织（WHO）推荐将精子活动力分为 4 级：①精子活动好，运动迅速，活泼有力，直线向前运动；②精子活动较好，运动速度尚可，游动方向不定，呈直线或非直线运动，带有回旋；③精子运动不良，运动迟缓，原地打转或抖动，向前运动能力差；④死精子，精子完全不活动。正常精子活动力应在①级或②级，若 >40% 的精子活动不良（③④）级，常是导致男性不育的重要原因。精子活动力低，主要见于精索静脉曲张、泌尿生殖系统非特异性感染，应用某些药物如抗疟药、雄激素等所致。

3. 精子形态：正常精液中，异常形态精子应少于 10% ~ 15%，如果精液中异常形态精子数 >20%，将会导致不育。

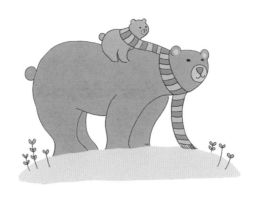

北京市医疗机构临床检验结果报告单

精液常规+涂色形态
No:112101

姓名:	门诊手册:	30851684	申请医师:	二项目	科 别:	泌尿外门诊
性别:男	标本种类:	精液	检验科:	门诊体液	申请日期:	2016-11-21
年龄:32 岁	床 号:		初步诊断:	生育检验		

精液常规

精子分析	被检精子个数	精子密度(百万/ml)	精子总数(百万)	百分率(%)	参考范围
合计	1698	82.00	426.40		≥20百万/ml(密度)
a级精子(快速前向)	194	9.40	48.88	11.40	≥25%
b级精子(慢速前向)	1044	50.40	262.08	61.50	
c级精子(非前向)	243	11.70	60.84	14.30	
d级精子(不动)	217	10.50	54.60	12.80	
a+b级精子(活力)	1238	59.80	310.95	72.90	≥50%
a+b+c级精子(活率)	1481	71.50	371.80	87.20	≥60%

No	项目	结果	单位	参考值	No	项目	结果	单位	参考值
1	精液量	5.2	ml	2~7	7	颜色(COL)	灰白		
2	液化状态	液化		液化	8	酸碱度(pH)	7.0		7.2~8.0
3	液化时间(Liquefy)	10	分钟	0~60	9	粘稠度(Mucosity)	正常		
4	采取方式	手淫			10	红细胞(RBC)	0	/HP	
5	温度	37	℃		11	白细胞(RBC)	0-2	/HP	
6	禁试时间	6	天	3~7					

染色形态

No	项目	结果	单位	参考值	No	项目	结果	单位	参考值
1	总精子数	100	个		7	颈部异常率	15	%	
2	正常数	20	个		8	尾部异常数	11	个	
3	正常率	20	%	≥4%	9	尾部异常率	11	%	
4	头部异常数	25	个		10	多部位异常数	29	个	
5	头部异常率	25	%		11	多部位异常率	29	%	
6	颈部异常数	15	个						

精子形态图:

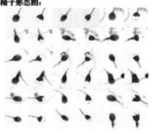

精子活力图:

采标本时间: 2016-11-21 07:55   录入时间: 2016-11-21 08:05   报告时间: 2016-11-21 14:06
床 位: 校对者: 暨春第   审核者:

本报告仅供临床参考无效。地址: 北京市丰台区大平桥西里1号; 邮编: 100075

精子密度: 大于 20 百万 /ml

a+b 级精子百分比: 大于 50％

陈主任叮嘱 ♡
注意避开导致不孕不育的七个错误做法

1. 没有足够的性生活：发生性关系的次数越多，怀孕的机会便会越多。

2. 在错误的时间发生性行为：要知道自己的排卵周期。

3. 夫妻一方一直抽烟：吸烟会降低男性的精子数量，进而降低女性的生育能力，所以吸烟会使受孕变得困难很多。

4. 夫妻一方嗜酒：嗜酒会降低三分之一的怀孕机会。

5. 饮食不均衡：身体需要均衡的饮食才能保证良好的身体状况，应该吃得适量而且有质量。确保能从饮食中获得身体所需要的维生素和矿物质。某些食物能提高生育能力，比如鱼和谷类。

6. 夫妻一方喝咖啡太多：无论是通过茶、咖啡还是碳酸饮料摄入过多的咖啡因，都会减少精子数量，影响生育能力。

7. 夫妻双方的运动量不足：多运动，身体脂肪便会减少，将更容易怀上宝宝。

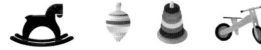

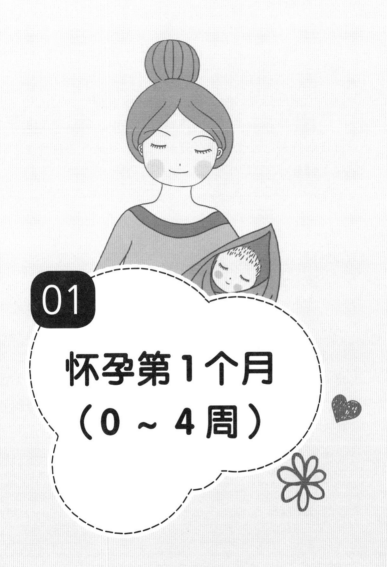

01

怀孕第1个月
（0~4周）

你最该知道，医生在医院没空细说的

　　验孕棒和早孕试纸的准确率为 90%，所以即使在家中用试纸验出已经怀孕了，最好也去医院做个正规检查，这样比较安心。

喜宝妈真实经历，帮你少走弯路

　　这个世界上让女人最敏感的红杠杠，就是让人爱恨交织的验孕棒了。验孕棒一般可以检出一道杠或两道杠，一道杠的算小队长，代表没怀孕；两道杠的算中队长，表示怀上了。我怀喜宝的时候，验孕棒上是一深一浅的两道杠，由于怕"诈和"，我等了两天又测了晨尿，信号比较强烈了，这才确定是有了。之后我又去社区医院验了尿，一来更加准确，二来之后办理母子健康档案也是需要证明怀孕的化验单的。

在家验孕，这样准吗

市面上的验孕工具常见的有验孕棒和早孕试纸，它们具有便宜、使用简单的特点。工作原理都是利用怀孕后尿液中的HCG（即人绒毛膜性腺激素）升高来检查是否怀孕。两者使用的准确率高达90%。验孕棒的使用是采用浸泡的方式检查，个别采用滴尿液在检测区的方式进行检查，手法略有不同，但原理是相同的。

◎ 验孕最佳时间

一般在亲密活动7～10天后即可检测出怀孕与否，还可关注孕妈妈自身是否出现乳房胀痛、疲乏嗜睡、反胃恶心等早孕的生理反应。

◎ 验孕试纸怎么用

收集尿液（以验孕试纸为例）。取干净的器皿（纸杯/盛尿杯）收集尿液。为避免影响测试准确性，测试前尽量不要过量饮水，尿液以早晨起床后第一次晨尿为佳。取出验孕试纸，将验孕试纸一端浸入尿液中10秒钟，然后取出横拿静置1分钟。1分钟后，试纸上将会出现测试结果，对照判断是否怀孕即可。

◎ 怎么看结果

（1）未怀孕：只出现一条红杠（即一条对照线显色），表示没有怀孕。

（2）怀孕：出现两条红杠（即对照线和检测线都显色），且检测线显色清晰，表示已经怀孕；如果对照线清晰而检测线很浅，表示可能怀孕，可以隔两天再测一次。

（3）无效：5分钟内无对照线出现，表示测试无效。

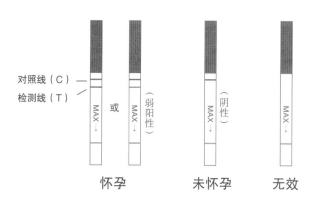

对照线（C）
检测线（T）

MAX↓　或　MAX↓（弱阳性）　　MAX↓（阴性）　　MAX↓

怀孕　　　　　未怀孕　　　无效

◎ 使用验孕试纸的注意事项

（1）不要使用过期或受潮的验孕棒、早孕试纸。

（2）注意选择正规厂家的产品。

（3）个别疾病也会呈现阳性反应，如葡萄胎、宫外孕、支气管癌等。建议如果有其他不舒服，最好到医院进行确诊。尤其对于弱阳性检测结果，建议到医院进行血液 HCG 检测、B 超检查以确诊。

**常见测试怀孕的
4 种方法**

◎ **验尿**

是最常见的检测方法，可以用验孕棒或早孕试纸在家中检测，也可到医院检测。尿液检验结果阳性，证明已怀孕，如为阴性应在 1 周后复测，检验结果一般是可信的。

◎ **B 超**

最早在妊娠第 5 周，在 B 超显示屏上可显示出子宫内有圆形的光环，又称妊娠环，环内的暗区为羊水，如果孕周大点还可见有节律的胎心搏动。

◎ **验血**

是误差最小的检测方法。卵子受精后 7 天就可以在血液中检测出人绒毛膜促性腺激素（HCG），需要抽取静脉血检测。验血查 HCG，和饮食关系不大，可以不用空腹。

◎ **基础体温测定**

是最简单易行的方法。每天早晨醒后卧床测量体温，这时的体温称为基础体温。一般排卵前体温在 36.5 度以下，排卵后孕激素升高，作用于体温中枢，使体温上升 0.3 ~ 0.5 度。如卵子未能受精，则约 1 周后孕激素下降，体温恢复正常；若已怀孕，则孕激素保持高水平不变，使体温也保持高水平。基础体温中的高温曲线现象持续 18 天以上，一般可能是怀孕了。

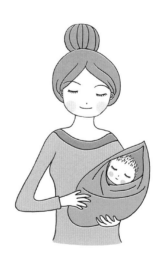

早孕期超声检查的一些问题

超声检查对胎儿有没有不好的影响

超声波对人体基本上没有危害，如果将超声波长时间持续地照射在同一个部位，它可能会产生一种热效应，这种热效应可能会对细胞有膨化作用，但是，检查时所使用的超声波剂量是非常低的，而且在一个部位照射的时间也不会很长，到目前为止，全世界有很多专家都曾对超声波的安全性做过相关研究，没有一个结论证明超声波是对人体有害的，也没有过因超声检查而致胚胎死亡或胎儿畸形的相关报道，而且我国对超声检查采取了比较严谨的态度，只在允许的范围内进行超声检查，对孕妈妈及胎宝贝是不会有什么危害的。

早孕期做阴道超声检查会不会引起流产

由于怀孕早期子宫还没有增大，通过腹部不能看到太多的情况，还得憋尿检查，经常因为憋尿不好，耽误超声的检查。

而阴道超声检查就是通过一个比较小的探测器轻轻插入阴道，在插入之前，医生都会将探测器套上一层膜，并涂上润滑剂。较腹部超声检查来说，阴道超声检查能更清晰、更早地发现胎囊，进行诊断和治疗，而且阴道超声检查探查诊断时间短，不会增加流产的风险。

普通 B 超和彩超有什么区别

跟普通的 B 超相比，彩超仪器的分辨率更高，所以能更好地提高疾病的诊断率。能够帮助医生清晰地了解胎盘和脐带的供血情况。而更高级一点的，如三维、四维彩超能够把胎儿的结构显示得更加清楚，三维、四维彩超是用普通彩超观察，然后通过仪器中的转换软件将观察到的平面图像转成三维、四维的立体图像，由于其分辨率比一般的彩色多普勒超声诊断仪高，因此被广泛地应用于产前胎儿畸形筛查。

超声检查需要憋尿吗

怀孕 12 周之前，由于子宫还没增大，还在盆腔里面，这个时候就需要憋尿了，通过憋尿后增大的膀胱，才能更好地看到子宫；到了怀孕 12 周后，就不用再憋尿检查了，但是如果怀疑有胎盘位置异常的时候，需要憋尿检查。

超声检查发现异常怎么办

如果通过超声检查，发现胎儿有致命性的畸形，医生一般会建议孕妇引产；有一些小的畸形，比如细小的先心病，在出生后胎儿可以通过手术纠正的，一般会将情况跟孕妈妈及家属讲清楚，至于是去是留，选择权还是交给孕妈妈及其家属；还有一些轻微的异常，而这些异常是可以在孕期慢慢恢复正常的，如卵圆孔未闭等，就会建议孕妇过一段时间后再复查，看看变化情况是怎样的，是向好的方面转化，还是向更坏的方面转化，再来决定下一步该怎么做。

当然，超声检查不能发现所有的畸形。严重的畸形通常容易被发现，但是有些情况可能被忽略或者超声检查时也可能看不出来。有关研究表明，像脊柱裂、无脑儿，以及严重的腹裂问题等严重的形态和结构异常，发现率是90%；心脏病的发现率约25%；而功能性病变等，超声检查无法发现。

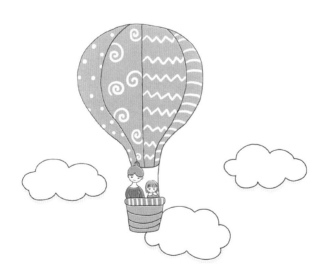

预习一下，孕期需要
做哪些检查

◎ 12 周

正式开始进行第 1 次产检。一般社区保健机构会给孕妈妈办理"孕妇健康手册"。医院产科医生会为孕妈妈做各项产检，也会依据手册内记载的检查项目分别进行并做记录。还会为孕妈妈抽血检查乙型肝炎病毒和梅毒反应，检测孕妈妈本身是否携带乙型肝炎病毒，如果孕妈妈的乙型肝炎两项检验皆呈阳性反应，一定要在准妈妈生下胎宝宝 24 小时内，为新生儿注射疫苗，以免让新生儿遭受感染。

◎ 13 ~ 16 周

做第 2 次产检。孕妈妈在孕 15 周以后，可抽血做唐氏综合征筛检。有指征的高龄孕妈妈在 16 ~ 20 周可预约进行羊膜穿刺，主要是看胎儿的染色体异常与否。

◎ 17 ~ 20 周

做第 3 次产检。在孕 20 周孕妈妈要做超声检查，这是大排畸检查，主要是看胎儿外观发育上是否有问题，超声科医生会仔细测量胎儿的头围、腹围，看大腿骨长度及检查脊柱是否有先天性发育异常。

◎ 21～24 周

做第 4 次产检。进行妊娠糖尿病的筛检。如果孕妈妈有妊娠糖尿病，首先要采取饮食调整，如果调整饮食后还不能将餐后血糖控制在理想范围，则需通过注射胰岛素来控制。

◎ 25～28 周

做第 5 次产检。测量体重、宫高、腹围、心率、血压、胎心，定期检查血、尿常规等项目。

◎ 29～32 周

做第 6 次产检。孕妈妈要做一次详细的超声检查，以评估胎宝宝当时的体重及发育状况，并预估胎宝宝至足月生产时的重量。还要检查孕妈妈是否有水肿现象，如果测量发现孕妈妈的血压偏高，又出现蛋白尿等情况时，有子痫前期的危险。孕妈妈在 37 周前，要特别注意早产的发生，如果阵痛超过 30 分钟以上且持续增加，又合并有阴道出血或出水现象，一定要去医院检查。

◎ 33～35 周

做第 7 次产检。注意胎宝宝大小，一旦发现胎宝宝体重不足，孕妈妈应多补充一些营养素；若发现胎宝宝过重，孕妈妈在饮食上就要控制，以免生产过程中出现难产。常规产检项目仍包括测量体重、宫高、腹围、心率、血压、胎心，定期测量血、尿常规等项目。还要开始做胎心监护了。

◎ 36 周

孕妈妈越来越接近生产日期，此时应每周检查 1 次，并做胎心监护，持续观察胎儿的状态。

◎ 37 周

进行第 9 次产检。由于胎动可能越来越不频繁，孕妈妈宜随时注意胎宝宝及自身的情况，以免随时有状况发生。

◎ 38 周以后

胎位比较固定了，胎头已经下来，在骨盆腔入口处，此时孕妈妈应有随时生产的心理准备。有的孕妈妈到了 41 周以后，仍没有生产迹象，就应住院引产了。

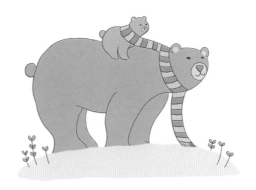

怀孕1个月孕妈妈常见问题

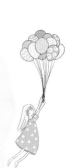

早孕试纸可以查出宫外孕吗

宫外孕又称为异位妊娠，是指孕卵在子宫腔以外着床发育，最常见的是输卵管妊娠。

宫外孕也跟正常怀孕一样有停经史，无论是宫外孕还是正常怀孕，用早孕试纸都能测出来。宫外孕的诊断要依靠 B 超看孕囊的着床位置是否在子宫内。宫外孕有腹痛及阴道出血等现象。宫外孕破裂出血伴有明显的腹痛。一般宫外孕破裂出血多发生在孕早期，因为孕囊不是着床在子宫里，而是在狭小的输卵管腔内，随着孕囊的发育，会导致破裂出血。

不知道怀孕，吃药了怎么办

怀孕头一个月如果吃了药物，首先要查看药品说明书，看清有没有禁忌证，对胎儿可能的影响是什么。

有报道称，在受精 21 天内用药对胎儿是全或无现象，即要么引起流产，要么没有什么影响，如果药物对胎儿有影响，可能需要流产，但任何一次流产均可能导致继发不孕的问题。若决定流产，则建议最好选择正规医院进行手术。若决定要胎宝宝，一定要在医生的指导下定期产检。

早孕期间嗜睡怎么办

早孕阶段，许多孕妈妈会浑身乏力、疲倦，或没有兴趣做事情，整天昏昏欲睡，提不起精神。怀孕后出现嗜睡是一种比较正常的现象，孕妈妈的基础新陈代谢增加，妊娠期分泌系统产生变化，会分泌荷尔蒙，这种荷尔蒙的功效就是使子宫肌肉变得柔软，防止流产，但是，激素也会导致人体的行动变得有些迟钝，感到"老想睡觉"，如果无法控制嗜睡的情况也不必刻意控制自己。一般这种嗜睡的状况不会维持太久的时间，进入妊娠中期，胎盘形成后，就不太会有嗜睡的感觉了。

如果嗜睡影响了生活或是作息，建议孕妈妈可以少量多餐，维持血糖一定浓度。疲倦时不妨小睡片刻，最好不要超过 1 小时，以免夜里失眠。让孕妈妈的生活作息回归正常也可以使嗜睡现象自然而然地消失。白天找些有意思的事情做、转移注意力也能有助于嗜睡的缓解。家庭成员要关心孕妈妈，体贴孕妈妈，家人心理上的支持与行动上的关怀可以帮助孕妇摆脱妊娠反应的困扰。

怀孕后腹痛是怎么回事

怀孕早期肚子痛，是很多孕妈妈可能会遇到的情况，这可能是怀孕引起的正常生理现象，但是如果肚子痛得很厉害，就要及时去正规医院进行检查，以排除异常情况。

1. 早孕反应的腹痛。常常发生在孕妈妈的上腹部，是正常生理反应，疼痛感不会很强，持续时间也不长。一般来说，在孕妈妈进入孕中期时，疼痛会减轻或消失。

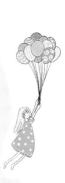

2. 子宫增大压迫痛。由于孕妈妈怀孕后，子宫不断增大，对子宫周围的器官造成压迫，会出现压迫性的肚子疼。随着怀孕月份的增加，这种来自子宫的压迫症状也会慢慢减轻或完全消失。

3. 宫外孕。如果孕妈妈不幸发生宫外孕，会出现阴道少量不规则出血，呈暗红色，而且会出现腹痛逐渐加重的症状，严重的甚至会出现晕厥或休克的情况。

4. 先兆流产。孕早期出现腹痛，还要警惕是先兆流产。一般来说，先兆流产常会伴有不规则的与月经周期无关的阴道出血，孕妈妈要注意观察和区分。

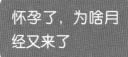

怀孕了，为啥月经又来了

1. 受精卵着床不稳定。月经是排卵后子宫内膜坏死而脱落引起的出血现象，来月经是女性子宫在为怀孕做准备。正常情况下，受精卵成功着床到子宫内膜上，女性就不会排卵了，因此，在孕期月经一般会停止。

特殊情况：由于受精卵着床还不稳定，胎盘没有形成，而又接近或到了来潮日，还是会有成熟卵子排出，随子宫内膜脱落排出体外，所以造成一小部分孕妈妈以为是来"月经"了。

2. 子宫内膜脱落。女性怀孕后，卵巢会分泌大量的孕激素、雌激素等，以促进子宫内膜增厚，从而为受精卵的着床、生长提供一个肥沃的"土壤"。这时，由于女性体内的雌激素、孕激素水平持续增高，子宫内膜也就不再脱落了，女性也就不会再来月经。

特殊情况：由于个体差异的原因，有些孕妈妈怀孕后卵巢分泌的性激素尤其是孕激素水平比较低，导致一小部分子宫内膜脱落，因此这部分女性怀孕后依然会来月经，只是月经量要比正常时少很多。直到妊娠 3 个月后，胎盘形成了，女性体内的雌激素、孕激素维持在一个比较高的水平，这时子宫内膜不再脱落，月经也就不再来了。

3. 早孕期间，如果阴道出血，有可能是先兆流产或宫外孕等异常情况。

先兆流产和宫外孕，怀孕初期也会出现阴道出血的症状，容易误以为是正常的月经。但是，先兆流产、宫外孕的阴道出血，通常和月经周期无关，多是一直淋漓不尽的阴道出血，常伴有腹痛、小腹坠胀等症状。如果遇到上述阴道出血情况，应及早就诊，否则孕妈妈会有生命危险。

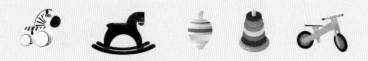

孕1个月，
准爸爸干点啥

1. 准爸爸要给孕妈妈加强营养，并监督孕妈妈戒烟戒酒戒咖啡。

2. 避免孕妈妈与宠物接触。家里有猫、狗的，准爸爸要多照看宠物，尽量少让孕妈妈和宠物接触。

3. 孕早期严禁性生活。而且孕早期孕妈妈妊娠反应强烈，会出现呕吐、头晕、懒散等症状，孕爸爸要细心照顾，体贴入微。

4. 孕爸爸要关心体贴孕妈妈，多陪伴她，帮助和分担部分家务，不要让孕妈妈太劳累，保证孕妈妈有充足的睡眠和休息时间。

5. 给孕妈妈以心理支持，帮助她积极面对心理焦虑，保证孕妈妈有良好的情绪。

6. 孕妈妈进行一些简单的锻炼对胎宝宝和孕妈妈都有好处。孕爸爸最好能陪着孕妈妈一起锻炼，以便随时照顾她。

7. 要保证孕妈妈远离噪音和震动，远离电磁辐射。

8. 孕爸爸要注意行为举止，避免给孕妈妈不良刺激，一定要多多包涵忍让，体谅孕妈妈。尽可能让孕妈妈情绪愉快，这有利于胎宝宝的发育。

9. 如果孕妈妈状态较好，准爸爸可以规划一次轻松、安全的短途旅行。

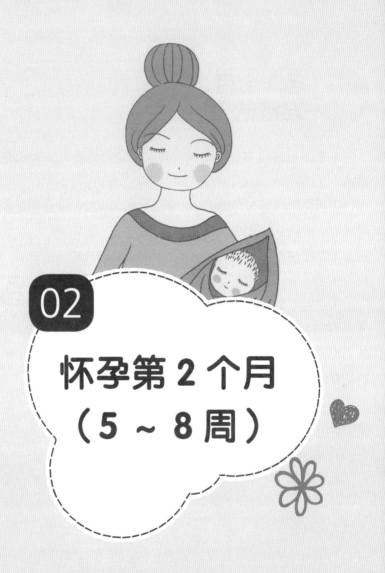

02

怀孕第 2 个月
（5 ～ 8 周）

你最该知道，医生在门诊没空细说的

一般来说，发现怀孕就可以到你想要进行产检的医院申请建档，不同医院正式建档的时间不同。只有建档成功，才能在该院进行产检和分娩。由于近几年是生育高峰，热门医院床位有限，必须要抓紧时间"抢占"名额。

最好一知道怀孕，就尽快办理《母子健康档案》，马上到你心仪的医院挂产科的号，让医生做各项检查，结果出来后，各项指标合格，医院在 6～12 周左右会给你建立大的病历卡，这时才表示你建档成功了。

喜宝妈真实经历，帮你少走弯路

身在北京的喜宝妈其实很早就知道怀孕了，也早早地办好了《母子健康档案》，但由于听说满 16 周才能到医院建档，所以乖乖地等到 16 周 +1 天，才"及时"地去医院建档。结果接连去了三家三甲医院，都是建档名额已满，最后在第四家三级医院才建上档。

这年头，什么事儿都得趁早啊！重要的事，说三遍！

提前办好
《母子健康档案》

办理需要的材料

1. 夫妻双方都是北京市户口：携带双方的身份证、户口本、生育服务证原件。需要到女方户口所在地街道所属医院的保健科建立《健康档案》，也可以询问街道办事处或居委会。

2. 夫妻一方是北京市户口：携带北京一方户口本、身份证、生育服务证原件以及非北京一方的身份证原件。需要到北京一方户口所在地街道所属医院的保健科建立《健康档案》，也可以询问街道办事处或居委会。

3. 夫妻双方都是外地户口：需要咨询街道所属的社区医院保健科，一般需要的证件有：身份证、结婚证、暂住证、居委会的居住证明、二级以上医院的尿检或血检或 B 超等能证明怀孕的化验单、婚育证、生育服务证。

办理后有什么用途

1. 用于到医院建档。

2. 用于记录孕产期和宝宝出生之后的健康状况，提供孕产期保健知识和指导。

3. 进行产后母婴访视。

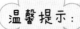

温馨提示：

1. 每次产前检查请孕妇务必出示《健康档案》给医生，医生会帮您填写检查记录。

2. 住院时请孕妇务必出示《健康档案》给您的主管医生，医生会帮您填写分娩记录。

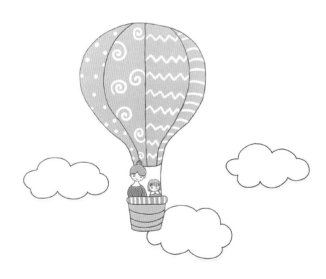

到医院建档要趁早

办好《母子健康档案》，最好抓紧时间到心仪的医院申请建档。可以先到产科前台咨询下是否还有名额，确定还有名额就可以挂产科的号了，和医生说明是要建档，医生会先让准妈妈们做一个非常全面细致的检查，包括 B 超、血液、心脏、肝、肾、分泌物等的检查，结果出来后，会让你填写详细的家庭信息包括夫妻双方的家族健康情况等，之后会给一个大牛皮袋子，孕产期间准妈妈和宝宝的检查资料都会装到这那个袋子里，方便医生了解整体情况。至此，医院建档的流程就全部完成了，可以安心地带着胎宝宝开始孕期之旅了。

建档的流程说起来简单，跑起来还是很累的，准妈妈需要提前查询办理的地点、是否还有名额、需要的资料等，以免跑冤枉路。

温馨提示：

算好产检时间，别忘了提前预约

建完档后，大概每隔 4 周左右要去医院做一次产检。每次检查完，记得预约下一次检查时间，免得下次来再排长队挂号或者挂不上号。预约的方式包括网上预约挂号、114 电话预约挂号等，可以咨询医院服务台。

适合整个孕期的产检
穿戴注意事项

1. 衣裤：一定要穿宽松的衣服，最好穿一件容易脱的裤子或宽松的裙子。这样内诊时就不会给自己造成太多的麻烦。

2. 袜子：因为在做浮肿检查的时候需要脱掉鞋袜，所以，最好不要穿高过膝盖的袜子，更不要穿连裤袜。

3. 鞋子：要穿一双相对舒服的鞋子，而且要方便穿脱，最好是不用系鞋带的。

4. 包包：最好随身带个小小的手提包，里面装上钱包、母子健康手册，还可以装上笔和小本子，医生有什么嘱咐时可以随时做个记录。

5. 其他：内诊之后可能会有出血等意外情况发生，所以最好随身带上卫生护垫或者卫生巾等。此外还应带上洁净的内裤、毛巾、水杯、卫生纸等物品。

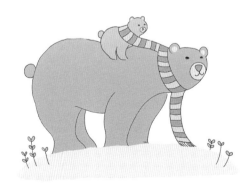

B超确定胎囊位置，
排除宫外孕

B超报告单

妇科超声

超声号 450054b81b

姓　名　███　　性别 女　　年龄 22 岁

检查项目　经阴道盆腔超声　　临床诊断

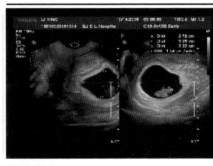

超声所见：

经阴道超声扫查：
子宫后位增大，肌层回声均质。
宫腔内可见妊娠囊，大小2.8*3.3*
囊内可见卵黄囊，
可见胎芽，长径1.3cm，●────
可见胎心搏动。
双侧卵巢未见明显异常。

号 BYSY1610140009

门诊号 30767073

请医师

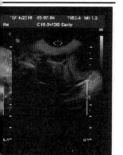

正常宫内孕：宫腔内可见胎芽、胎心

B 超报告单怎么看

胎芽换算成 cm 为单位的数 +6.5= 实际孕周数

怀孕 7 周 B 超可见胎芽。

4 周：胎儿只有 0.2 厘米。受精卵刚完成着床，羊膜腔才形成，体积很小。超声还看不清妊娠迹象。

5 周：胎儿长到 0.4 厘米，进入了胚胎期，羊膜腔扩大，原始心血管出现，可有搏动。B 超可看见小胎囊，胎囊约占宫腔不到 1/4，或可见胎芽。

6 周：胎儿长到 0.85 厘米，胎儿头部、脑泡、额面器官、呼吸、消化、神经等器官分化，B 超胎囊清晰可见，并见胎芽及胎心跳。

7 周：胎儿长到 1.33 厘米，胚胎已具有人雏形，体节已全部分化，四肢分出，各系统进一步发育。B 超能清楚看到胎芽及胎心跳，胎囊约占宫腔的 1/3。

8 周：胎儿长到 1.66 厘米，胎形已定，可分出胎头、体及四肢，胎头大于躯干。B 超可见胎囊约占官腔 1/2，胎儿形态及胎动清楚可见，并可看见卵黄囊。

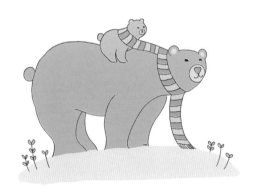

怀孕了，就要开始监测体重

孕期超重的危害

有资料显示，我国仅有 36.8% 的孕妈妈孕期增重在推荐范围内，58.3% 的孕妈妈超重，71.2% 的肥胖孕妈妈存在孕期增重过多。孕期超重将给孕妈妈和宝宝同时带来健康问题。

1. 妊娠期高血压是妊娠期肥胖的并发症。妊娠期高血压会使孕妈妈出现凝血功能障碍，血小板急剧下降子痫，出现抽搐，造成脑疝等大脑损伤，危及母体生命，严重的会使孕妈妈死亡。

2. 妈妈患有妊娠期糖尿病，会让胎宝宝生出来看上去长得白白胖胖，但其脏器功能却并不成熟。严重时，胎宝宝会长成巨大儿，引起一些分娩的问题。

3. 当母体体重超重，脂肪会变多，会造成软产道脂肪堆积、狭窄，通过自然产道分娩的难度加大，增加了剖宫产的概率。

孕妈妈在整个妊娠期增加体重的理想范围是 10～12 公斤。按怀孕各个阶段不同，孕妈妈的体重增加幅度都不同。具体参考如下：

孕早期：体重增加 2～3 斤。

孕中期：一周增加 1 斤左右。

孕后期：一周增加 0.5～1 斤。

如何进行孕期体重管理

孕妈妈应一周称一次体重。一般 12 周以后孕妇开始体重增长，前期可能体重增长较慢，妊娠 32 周到 36 周之间，因为孕妇血容量增加，母体水分增加，母体体重会增加比较快，只要保证平均每周增重不超过 1 斤，体重就能控制在正常范围内。

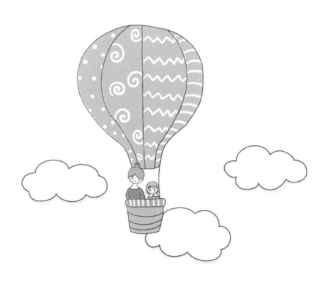

怀孕2个月需要做宫颈检查吗

怀孕2个月孕妈妈需要做宫颈刮片检查。很多孕妈妈对宫颈刮片检查存在疑问，认为会引起流产。其实这种担心是不必要的。宫颈刮片检查在产检中是必不可少的项目，检查不会引起流产，通过检查，可以知道女性是否患有宫颈疾病、宫颈是否有癌变等。目前，主要用TCT检查来筛查宫颈癌。如果患有宫颈疾病，需要接受进一步的评估和治疗，否则会贻误病情和治疗。

同时还要做白带检查，白带检查是为了了解孕妈妈是否患有阴道疾病，检测白带成分是否存在滴虫、霉菌等微生物，如果出现明显的异常就要接受治疗。

◎ TCT检查注意事项：

1. 在做TCT检查前应避免性生活。

2. 在做TCT检查前24～48小时内不要冲洗阴道或使用阴道栓剂，也不要做阴道内诊。

怀孕 2 个月孕妈妈常见问题

怀孕 2 个月，喝口水都吐怎么办

这不是疾病，可以采取转移注意力的方法，例如，和家人一起看电视、聊天，和朋友逛公园、观花赏景等。

饮食方面注意合理搭配，以清淡口味为主，注意每天要少食多餐，不要挑食，多吃水果。

早晨起床会出现恶心呕吐症状，这是因为空腹所致，可吃点爱吃的零食，会有所缓解。

如果爱吃酸性的食物，可以多吃点酸的，例如，柠檬汁或者醋拌凉菜可以增加食欲。

可以适当多喝点粥，粥最好也以清淡为主，例如大米粥、小米粥、八宝粥等。也可以喝点清淡的汤。

查血常规，指血和静脉血有什么不一样

目前门诊一般抽血化验都是采集静脉血，采集部位一般为前臂静脉，化验静脉血可以得到更准确、稳定的化验结果，因此对化验结果的分析也更有意义。

虽然静脉采血化验更准确，但由于静脉采血相对较复杂，一些指端采血方法仍在使用，如采指端血测毛细血糖（如血糖仪），以及进行血型鉴定等。但指端血是毛细血管里的血，并常常混有组

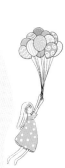

织液，因此指端血化验结果跟静脉血化验结果往往有偏差。

先兆流产怎么办

1.一般治疗：发生先兆流产，孕妈妈应该注意休息，减少活动，禁止性生活，避免不必要的阴道检查，减少对子宫的刺激，同时避免过分精神紧张。在流血停止后或腹痛缓解后再恢复工作。适用于有轻微先兆流产症状的患者。

2.药物治疗：如果血孕酮低的话，可以用黄体酮治疗，黄体酮有保证胚胎发育、维持妊娠、抑制子宫平滑肌收缩、降低子宫紧张度的作用。也可肌肉注射绒毛膜促性腺激素治疗（因为该激素有刺激黄体功能的作用）。在孕中晚期可用镇静药和 β - 阻滞剂，以减少精神刺激和抑制宫缩。另外，口服维生素 E 也有益于维持胚胎的发育。

3.中医治疗：也可以到中医科门诊咨询。

孕早期便秘怎么办

便秘是孕妈妈常见的烦恼之一，便秘会导致孕妈妈腹痛、腹胀。严重者可导致肠梗阻，危及母婴生命。有的孕妇便秘还会引起产程延长甚至难产，可适当多吃水果蔬菜、粗纤维等食物调理。如果饮食调理不见效，便秘症状较重，应及时向医生咨询。

胎停育是什么原因造成的

引起胎停育的原因比较复杂，如内分泌失调、免疫因素、子宫异常等都可能导致胎停育。而且这些病因，常为多种因素共同所致。引起胚胎停育的常见原因有以下几种。

1. 遗传因素：染色体异常、遗传基因存在缺陷，常见的有精子或者卵子染色体的异常。女性染色体发生异常，多半会导致胚胎不发育，出现早期流产。染色体异常包括数量和结构异常，数量上的异常可分为非整倍体和多倍体，结构异常有缺失、倒置、平衡易位、重叠等，平衡易位是最常见的染色体异常。

2. 激素分泌不足，难以支持胚胎发育而造成死亡。

3. 子宫腔畸形使得胚胎无法生长。

4. 孕早期病毒感染，接触放射性物质、有毒的化学制剂，孕期服用禁止服用的药物，高温、微波、噪声的影响，过度受刺激等。

5. 母体因素：如体质差或者患有疾病、宫颈机能不全、黄体功能不全、子宫内膜异位、免疫因素、糖尿病、甲亢等。

6. 男方因素：如精液中有大量细菌生长、精子畸形率高等。

7. 内分泌因素：胚胎着床发育，依赖于母体内分泌系统相互协调，内分泌系统的任何一个环节发生异常，都可能会导致胚胎停止发育。其中最常见的是黄体功能不良、黄体萎缩等。

8. 免疫因素：也会导致胎停育。母胎间的免疫不适应，会导致孕妈妈对胎儿的排斥。除了内分泌因素、遗传因素、感染、全身性疾病，以及生殖器官畸形之外，40%～65%的自然流产，和免疫因素有一定关系。

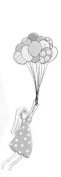

当准妈妈不幸被确诊为胎停育后，也不要恐慌，应该考虑终止妊娠，通常需要在医生的指导下做流产处理。

孕早期孕妈妈饮食要注意什么

孕早期饮食最重要的就是一定要补充叶酸，因为整个孕期准妈妈对叶酸的需求量是怀孕前的 1.5～2 倍，孕早期每天服用叶酸 0.4mg，可大大降低胎儿神经管畸形的发生率，预防新生儿出生缺陷。

此外，胎儿生长所需的营养都来自于母体，孕妈妈必须从食物中获取足够的营养，以满足自身和胎儿生长发育的需要。当然，也要适当控制进食量，防止营养过剩。

同时要防止孕妇营养不良。严重的早孕反应，孕妈妈偏食或怕影响身材美观而节食，都可能造成孕妈妈营养不良，体重增加不足。如果整个孕期体重增加不足，会导致一些不良后果，如贫血、骨质疏松，甚至可引起流产、早产，以及婴儿出生后发育不良、体弱多病、智力低下等。

如果严重的妊娠反应影响到准妈妈的食欲，可以吃些行气健脾、温胃止呕的陈皮和健脾和胃、补中益气的山药，可以很好地缓解妊娠反应。

怀孕后女性血容量上升，容易造成生理性贫血，导致血液输送营养给胎宝宝的能力下降，影响胎宝宝的生长发育。如果准妈妈被查出贫血，可适当补充铁元素，也可适当吃些蜂蜜、大枣、枸杞、山药、莲子、陈皮、金针菇等。

孕 2 个月，
准爸爸干点啥

最好能陪同孕妈妈产检

第一次怀孕，孕妈妈就诊时经常忘了问很多问题，等回到家里才想起。所以，每次产检准爸爸最好能陪孕妈妈一起去，可以及时与医生沟通。如果实在抽不出时间陪同，可以在家里帮助孕妈妈把问题记在纸上，下次再就诊时按照纸条提示咨询医生。

安抚孕妈妈的情绪

有科学家研究大脑与荷尔蒙等化学物质时得出结论：在孕妈妈与胎宝宝之间有一种信号，例如，孕妈妈一紧张，其内分泌就发生变化，通过脐带进入胎宝宝体内的激素浓度也会变化，直接对胎宝宝产生影响，胎宝宝会发脾气。研究还发现，胎宝宝在妈妈子宫里时，对妈妈十分细微的情绪变化都有反应。妈妈的不良情绪，对胎宝宝的情绪影响是最大的。

大量研究表明，胎宝宝在妈妈肚子里，他们的性格及气质就已经开始萌芽，包括爱、恨、忧、喜等情感。虽然性格在一定程度上受到遗传因素的影响，但并非完全取决于遗传因素，也不完全是后天形成的。孕妈妈发怒时体内分泌大量去甲肾上腺素，导致胎宝宝缺氧。这时，胎宝宝会因惊恐或不安而发很大的脾气，如在子宫里的不规则活动增多，以示自己的愤怒。由此看来，准爸爸一定要注意安抚孕妈妈的情绪，这点非常重要。

做好 7 件事，准爸爸责无旁贷

做好以下细节，可以帮助准爸爸和孕妈妈平安度过孕早期。

1. 和孕妈妈一起制定一个孕期日程表，列出怀孕 2 个月该做的事情。

2. 跟一些已经当爸爸的同事、朋友交流，汲取经验。

3. 主动承担一些家务，减轻孕妈妈的体力消耗，保证孕妈妈有充分的休息和睡眠。

4. 温柔体贴地对待孕妈妈，安抚孕妈妈不安的情绪。

5. 把房间布置得温馨，可以添置一些孕妈妈喜欢的物品，或在墙上贴一些漂亮宝宝的海报。

6. 对于妊娠反应强烈的孕妈妈，准爸爸要更加悉心照料，在孕妈妈不适时多加关爱，为她准备可口的食物。

7. 节制性欲，怀孕前 3 个月避免进行性生活。

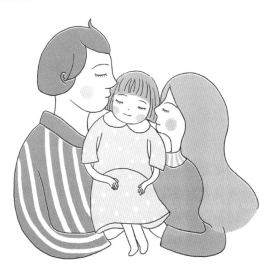

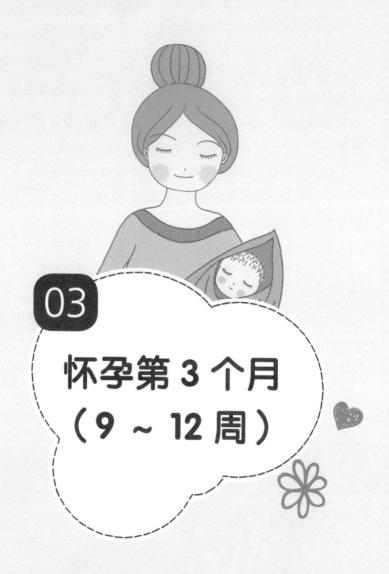

03

怀孕第 3 个月
（9 ~ 12 周）

你最该知道，医生在门诊没空细说的

怀孕头 3 个月是胎儿发育的基础期。一个受精卵细胞不断地分裂、生长，虽然在孕早期结束的时候只长成绿豆大小，但是胎儿所有主要的机体结构都已经开始形成，胎儿的一些主要器官，如大脑、眼睛、脊柱、肝脏、手臂和腿都已经开始发育，比如脑的发育就是从第 4 周开始的。

喜宝妈真实经历，帮你少走弯路

怀喜宝的第三个月，我出现阴道流血，孕酮也偏低，医生要求卧床保胎。当时我在家里总是胡思乱想，睡不着吃不下，把自己和宝宝折腾得够呛。我想和姐妹们分享的是，如果有先兆流产迹象，先不要自己吓唬自己，我一直流血到四个月，喜宝并未受到影响，要相信自己的宝宝是坚强的呦！

怀孕 3 个月，胎宝宝什么样

9 周：胎儿长到 2.15 厘米，胎儿头大于胎体，各部表现更清晰，头颅开始钙化、胎盘开始发育。B 超可见胎囊几乎占满宫腔，胎儿轮廓更清晰，胎盘开始出现。

10 周：胎儿长到 2.83 厘米，胎儿各器官均已形成，胎盘雏形形成。B 超可见胎囊开始消失，月芽形胎盘可见，胎儿活跃在羊水中。

11 周：胎儿长到 3.62 厘米，各器官进一步发育，胎盘发育。B 超可见胎囊完全消失，胎盘清晰可见。

12 周：胎儿长到 4.58 厘米，外生殖器初步发育，头颅钙化更趋完善，颅骨光环清楚，可测双顶径，明显的畸形可以诊断，此后各脏器趋向完善。

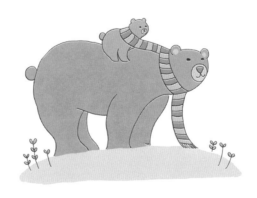

预习一下，怀孕3个月可能会做的检查

1.常规身体检查：对身体常规的体重、血压、肝肾功能、血尿常规等的测量是每一次进行产检的必要项目。这能够让医生及时掌握孕妈妈的健康状况。

2.超声检查：B超检查能够有效确定胎儿的发育情况，例如早期排畸检查。特别是在孕妇出现了阴道出血、腹痛等情况的时候，B超是能确定胎儿状况的检查方法。

3.ABO血型检查：ABO血型检查能够帮助及早发现因为母体、胎儿血型不合而出现胎儿患上免疫性溶血性疾病，比如我们常说的溶血症等疾病。

Rh血型检查：Rh血型检查能够及早发现并且及时进行治疗干预，以免发生因为母体和胎儿血液不合而出现死胎、早产或者是新生儿患有溶血症等。

4.乙肝检查：乙肝表面抗原检查能够及早发现母体是否患有乙肝，若母亲患有乙肝，可能会遗传给胎儿。通过这项检查，能够让医生及早了解情况，并在合适的时间进行干预治疗。

5.甲状腺功能检查：促甲状腺激素检查能够帮助了解孕妈妈甲状腺素的分泌情况。促甲状腺素对于胎儿的发育有着重要的影响，比如如果是偏高的话可能会对胎儿的智力发育，特别是孕妇出现了症状的时候对于胎儿的影响会更大。

孕酮和 HCG
到底是什么关系

孕初期最怕的就是先兆流产,而和先兆流产密不可分的两个数据是孕酮和 HCG。从备孕开始,大家就开始接触这两个名词,但直到怀孕后,甚至是出现先兆流产,准妈妈们经常还是迷糊的。孕酮和 HCG 到底是什么关系呢?

孕酮和 HCG 协同作用保护胎儿,缺一不可。

先来说说 HCG 是什么,HCG 是人绒毛膜促性腺激素的英文缩写,是最常用的"妊娠试验"激素,能帮助我们判断是否怀孕,以及是否正常怀孕。

HCG 在怀孕后六天便开始产生,受精卵准备着床的日子,HCG 会刺激人体产生孕酮。孕酮将保证子宫的内环境稳定,尽量不受外力干扰,可以保护胚胎。HCG 在受精卵着床的时候,会伸出树枝状的触角,抓住子宫壁,这些触角就是人绒毛,它会形成早期的胎盘。抓住子宫壁的时候,有些人会出现阴道少量出血或体温略微升高,这都是子宫壁受到创伤的反应。胎盘没有成熟的时候,这些绒毛会变多、附着形成薄薄的膜。这些绒毛膜里面渐渐布满血管,成为最初母体与胚胎交互养分、代谢废物的连接。这种绒毛的生长就是所说的翻倍,一般 HCG 在前期是隔天翻一倍。

HCG 还有一个重要作用,就是减轻孕妈妈的排异反应。身上多长出一个"物件",人体的免疫系统是要攻击的,但是 HCG 迷惑了母体,告诉她们这是安全的,是你自己的,于是人体的免疫系统就不会发动。

　　孕酮又叫黄体酮，是由黄体分泌的。每个月排卵后黄体会分泌黄体酮，如果卵子没有受精，那么黄体会萎缩，体内的孕酮迅速下降，于是，子宫内膜脱落，也就来月经了。但是如果卵子受精了，那么黄体会继续分泌黄体酮，黄体酮可以减少子宫收缩，所以起到了安胎的作用。尤其是在孕早期，胚胎还没能在子宫牢牢地安营扎寨，需要孕酮来保护他们，减少子宫收缩引起的震动，让他们好好在这里安家，所以孕酮的高低决定了子宫是否收缩、子宫内膜是否脱落。如果孕酮维持在较高水平，那么宝宝可以在子宫内膜上安心地伸出小触手快乐地长大，一旦孕酮迅速降低，那么我们就会和来月经一样，子宫内膜脱落，无论HCG翻倍多么好，宝宝伸出来的小触手抓住的是自宫内膜，一旦内膜脱落，宝宝就会和内膜一起脱落，也就是流产了。

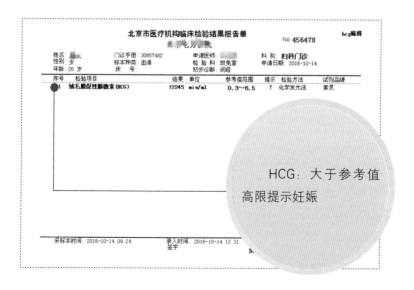

HCG：大于参考值高限提示妊娠

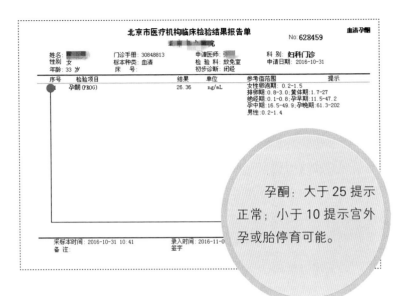

北京市医疗机构临床检验结果报告单　　No:628459

血清孕酮

非本机构研究

姓名：	门诊手册：30848813	申请医师：	科 别：**妇科门诊**
性别：女	标本种类：血清	检验科：放免室	申请日期：2016-10-31
年龄：33 岁	床 号：	初步诊断：闭经	

序号	检验项目	结果	单位	参考值范围	提示
	孕酮(PROG)	26.36	ng/mL	女性卵泡期：0.2-1.5 排卵期：0.8-3.0；黄体期：1.7-27 绝经期：0.1-0.8；孕早期：11.5-47.2 孕中期：16.5-49.9；孕晚期：61.3-202 男性：0.2-1.4	

采标本时间：2016-10-31 10:41　　录入时间：2016-11-0
备 注：　　　　　　　　　　签字

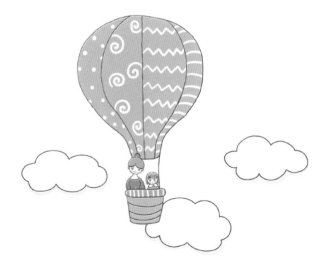

孕酮：大于 25 提示正常；小于 10 提示宫外孕或胎停育可能。

NT（nuchal translucency，颈项透明层）早期排畸检查

NT（nuchal translucency），即颈后透明带，是指胎儿颈椎水平矢状切面皮肤至皮下软组织之间的最大厚度。通俗地说，NT检查就是通过 B 超检测胎儿颈部后面皮肤的厚度，借此评估胎儿是否有可能患有神经管畸形。

怀孕 11 周前胎儿过小，无法观察颈后透明带。怀孕 14 周后由于胎儿逐渐发育，可能会将颈项透明层多余的体液吸收，影响检测结果。因此，孕妇最好在怀孕 11 ~ 14 周去做 NT 检查，以免检查结果不准确。

温馨提示：

1. 怀孕 11 ~ 14 周做 NT 超声检查，无须憋尿。
2. NT 值在 3mm 以下为正常。

妇科超声诊断报告单   序号 BYSY1610170071

超声号 TB110577053001

姓 名 王███ 性别 女 年龄 23 岁 科别 产科门诊 门诊号 00300886

检查项目 经阴道盆腔超声 临床诊断   申请医师 ███

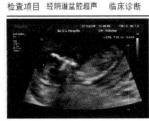
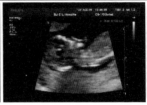

超声所见:

经腹壁盆腔扫查:
子宫前位增大,肌层回声均质。
宫腔内可见胎儿轮廓,●
头臀长[CRL]: 7.2cm,
胎心、胎动可见,
颈项透明层[NT]: 1.3mm,●
羊水最大深度: 3.8cm,
胎盘: 位于前壁。
宫颈长4.6cm。
双侧卵巢未探及。

> 早孕 B 超:宫腔
> 内可见胎芽胎心

超声诊断:
宫内妊娠单活胎
超声孕周: 13周3天

> NT(颈项透明层厚度)(孕 11
> 周至孕 13^{+6} 周):小于 3mm 为正常

备注: ███   超声医学影像工作站   IU22

录入员: ███ 诊断医师: ███   时间: 2016年10月17日 13:41

*此报告仅供临床参考。

看懂肾功能检查报告单

肾功能检查常用尿液显微镜检查、化学检查，以及血液的某些化学检查等指标来衡量肾功能的变化。常用的测定项目有：尿样、尿比重、尿沉渣镜检、尿素氮、肌酐、非蛋白氮定量，以及酚红排泄实验等。

◎ **血尿素氮（BUN）**

◆ **参考值** 正常情况：二乙酰 – 肟显色法 1.8 ～ 6.8mmol/L，尿素酶 – 钠氏显色法 3.2 ～ 6.1mmol/L。

◆ **临床意义** 增高：急慢性肾炎、重症肾盂肾炎、各种原因所致的急慢性肾功能障碍、心衰、休克、大量内出血、烧伤、失水、肾上腺皮质功能减退症、前列腺肥大、慢性尿路梗阻等。

◎ **血肌酐（SCR）**

◆ **参考值** 正常情况：成人，男 79.6 ～ 132.6μmol/L，女 70.7 ～ 106.1μmol/L；小儿 26.5 ～ 62.0μmol/L，全血 88.4 ～ 159.1μmol/L。

◆ **临床意义** ①增加：肾衰、尿毒症、心衰、巨人症、肢端肥大症、水杨酸盐类治疗等。②减少：进行性肌萎缩、白血病、贫血等。

◎ **血尿素**

◆ **参考值** 正常情况：3.2 ～ 7.0mmol/L。

◆**临床意义** 升高表示急慢性肾炎、重症肾盂肾炎、各种原因所致的急慢性肾功能障碍、心衰、休克、烧伤、失水、大量内出血、肾上腺皮质功能减退症、前列腺肥大、慢性尿路梗阻等。

◎ **血尿酸**

◆**参考值** 正常情况：成人，男 149 ~ 417 μmol/L，女 89 ~ 357 μmol/L；>60 岁，男 250 ~ 476 μmol/L，女 190 ~ 434 μmol/L。

◆**临床意义** 增加：痛风、急慢性白血病、多发性骨髓瘤、恶性贫血、肾衰、肝衰、红细胞增多症、妊娠反应、剧烈活动及高脂肪餐后等。

◎ **尿肌酐（CR）**

◆**参考值** 正常情况：婴儿 88 ~ 176 μmmol·kg-1/d；儿童 44 ~ 352 μmol·kg-1/d；成人 7 ~ 8mmol/d。

◆**临床意义** 增高：饥饿、发热、急慢性消耗等疾病，剧烈运动后等。

减低：肾衰、肌萎缩、贫血、白血病等。

◎ **尿蛋白**

◆**参考值** 正常情况：定性检查时，呈阴性反应。

◆**临床意义** 正常人每日自尿中排出约 40 ~ 80mg 蛋白，上限不超过 150mg，其中主要为白蛋白，其次为糖蛋白和糖肽。这些蛋白的 0.60（60%）左右来自血浆，其余的来源于肾、泌尿道、前列腺的分泌物和组织分解产物，包括尿酶、激素、抗体及其降解物等。生理性增加：体位性蛋白尿、运动性蛋白尿、发热、情绪激动、过冷过热的气候等。

◎ **选择性蛋白尿指数（SPI）**

◆ **参考值** SPI<0.1 表示选择性好；SPI0.1 ~ 0.2 表示选择性一般；SPI>0.2 表示选择性差。

◆ **临床意义** 当尿中排出大分子 IgG 的量少时，表示选择性好。相反，表示选择性差。

◎ **β 2- 微球蛋白清除试验**

◆ **参考值** 正常情况：23 ~ 62 μl/min。

◆ **临床意义** 增高：肾小管损害。本试验是了解肾小管损害程度的可靠指标，特别有助于发现轻型患者。

◎ **尿素清除率**

◆ **参考值** 标准清除值 0.7 ~ 1.1ml · s–1/1.73 m^2（0.39 ~ 0.63ml · s–1/m^2），最大清除值 1.0 ~ 1.6ml · s–1/1.73 m^2（0.58 ~ 0.91ml · s–1/m^2）。

◎ **血内生肌酐清除率**

◆ **参考值** ①血浆，一般情况下成人 0.80 ~ 1.20ml · s–1/m^2；②尿液，成人，男 0.45 ~ 1.32ml · s–1/m^2，女 0.85 ~ 1.29ml · s–1/m^2；③ 50 岁以上，每年下降 0.006ml · s–1/m^2。

内生肌酐清除率降至 0.5 ~ 0.6ml · s–1/m^2（52 ~ 63ml/min/1.73 m^2）时为肾小球滤过功能减退，如 <0.3ml · s–1/m^2（31ml/min/1.73 m^2）为肾小球滤过功能严重减退。

注意：在慢性肾炎或其他肾小球病变的晚期，由于肾小管对肌酐的排泌相应增加，使其测定结果较实际者高。同样，慢性肾炎肾病型者，由于肾小管基膜通透性增加，更多的内生肌酐从肾小管排出，其测得值也相应增高。

◎ 尿素氮／肌酐比值（RUN）

◆**参考值**　正常情况：12：1～20：1。

◆**临床意义**　增高：肾灌注减少（失水，低血容量性休克，充血性心衰等），尿路阻塞性病变，高蛋白餐，分解代谢亢进状态，肾小球病变，应用糖皮质类固醇激素等。

降低：急性肾小管坏死。

◎ 酚红（酚磺太）排泄试验（PSP）

◆**参考值**　正常情况：15min0.25～0.51（0.53），30min0.13～0.24（0.17），60min0.09～0.17（0.12），120min0.03～0.10（0.06），120min 总量 0.63～0.84（0.70）。

◆**临床意义**　肾小管功能损害 0.50（50%）时，开始表现有 PSP 排泄率的下降。降低：慢性肾小球肾炎，慢性肾盂肾炎，肾血管硬化症，范可尼综合征，心衰，休克，重症水肿，妊娠后期，尿路梗阻，膀胱排尿功能不全等。

孕早期要重视验血

为什么要检查孕妈妈血型

让孕妈妈检查血型，是为了避免发生母儿血型不合而导致胎儿或新生儿溶血。检验血型还有利于手术及抢救失血性休克时及时进行配血。如果孕妈妈是 O 血型，而准爸爸为 A 型、B 型或 AB 型血；或者孕妈妈为 Rh 阴性血，而准爸爸为阳性血，均可能发生母婴血型不合及新生儿溶血症。及早了解，可做好孕期的母婴监测，采取相应的预防措施，并做好新生儿溶血症的各项监测及处理，减少其危害。

怀孕过程中可能发生各种并发症，例如早孕时的不完全流产，晚期的前置胎盘及胎盘早期剥离，以及分娩后子宫收缩乏力或胎盘剥离异常引起的子宫大量出血，均可使孕妈妈陷入需要抢救的状态，及时配血及输血对抢救工作十分重要，争分夺秒是获得成功的关键。而 Rh 阴性血属于稀有血，需要及早知道，以便提前做好应急的血源准备。

看懂血常规报告单

血常规化验结果：

检查项目	单位	参考值	临床意义
红细胞计数（RBC）	10^{12}/L	女：（3.5～5.0）×10^{12}/L	小于正常值为贫血
红细胞压积（HCT）	%	女：36%～45%	小于正常值为贫血
平均红细胞体积（MCV）	fL	女：80～100 fL	大于正常值为营养不良性巨幼细胞贫血；小于正常值为小细胞低色素贫血
红细胞分布宽度	%	女：10%～16%	大于正常值为缺铁性贫血，小细胞低色素性贫血；小于正常值临床意义不大
血红蛋白浓度（HGB）	g/L	女：110～150 g/L	大于正常值为真性红细胞增多症；小于正常值为贫血
平均红细胞血红蛋白含量（MCH）	pg	女：26～38 pg	大于正常值为真性红细胞增多症；小于正常值为贫血
平均红细胞血红蛋白浓度（MCHC）	g/L	女：300～360 g/L	大于正常值为真性红细胞增多症；小于正常值为贫血

续　表

检查项目	单位	参考值	临床意义
白细胞计数（WBC）	$10^9/L$	女：（4 ~ 10）× $10^9/L$	大于正常值常见于炎性感染等；小于正常值为白细胞减少症
单核细胞计数（MONO）	$10^9/L$	女：（0.3 ~ 0.8）× $10^9/L$	大于正常值见于细菌感染；小于正常值无重要临床意义
单核细胞比例（MONO%）	%	女：3% ~ 10%	大于正常值见于某些细菌感染；小于正常值无重要临床意义
中性粒细胞计数（NEUT）	$10^9/L$	女：（2.0 ~ 7.5）× $10^9/L$	大于正常值见于急性化脓性细菌感染；小于正常值见于病毒性感染、粒细胞缺乏症、化学药物治疗、自身免疫性疾病和脾功能亢进等
中性粒细胞比例（NEUT%）	%	女：50% ~ 70%	大于正常值见于急性化脓性细菌感染、白血病等；小于正常值见于病毒性感染、粒细胞缺乏症、化学药物治疗、自身免疫性疾病和脾功能亢进等

续　表

检查项目	单位	参考值	临床意义
淋巴细胞计数（LY）	10^9/L	女：（0.8～4.0）×10^9/L	大于正常值传染性单核细胞增多症，病毒感染，急性传染性淋巴细胞增多症等；小于正常值免疫缺陷、长期化疗、X射线照射后等
淋巴细胞比值（LY%）	%	女：17%～50%	大于正常值病毒感染，急性传染性淋巴细胞增多症，淋巴细胞性白血病；小于正常值免疫缺陷、长期化疗、X射线照射后等
血小板计数（PLT）	10^9/L	女：（100～300）×10^9/L	大于正常值原发性血小板增多症，感染，炎症，脾切除后的脾静脉血栓形成；小于正常值原发性血小板减少性紫癜，红斑狼疮，药物过敏性，弥漫性血管内凝血，再生障碍性贫血，骨髓造血机能障碍，药物引起的骨髓抑制，脾功能亢进等

续 表

检查项目	单位	参考值	临床意义
血小板体积分布宽度（PDW）	%	女：10% ~ 18%	大于正常值，血小板体积大小悬殊不均衡。如：急性非淋巴细胞白血病化疗后，巨幼红细胞性贫血、慢性粒细胞白血病、脾切除、巨大血小板综合征、血栓性疾病等；小于正常值提示血小板减少
平均血小板体积（MPV）	fL	女：7 ~ 13 fL	大于正常值，骨髓纤维化、原发性血小板减少性紫癜、血栓性疾病及血栓前状态。脾切除、慢粒、巨大血小板综合征、镰刀细胞性贫血等。可作为骨髓造血功能恢复的较早期指征；小于正常值脾亢、化疗后、再障、巨幼细胞性贫血等
大型血小板比例（P-LCR）	%	女：10% ~ 50%	大于正常值和小于正常值，需要配合其他检查才能判断

续　表

检查项目	单位	参考值	临床意义
血小板压积（PCT）	%	女：0.10% ~ 0.35%	大于正常值血小板在血液中含的比例高；小于正常值，血小板在血液中含的比例低

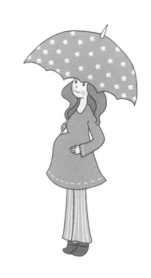

孕期检查甲状腺功能 很重要

甲状腺是一个类似蝴蝶形的器官，位于气管的前方，附着于人体的甲状软骨上，从正面看，分为左叶、右叶和峡部，以及细长的锥状体。从后面看，甲状腺的上下两端还分别，藏着 4 个黄色的甲状旁腺。甲状腺是人体最大的内分泌腺体，也是全身代谢主要的调控者，它分泌的甲状腺激素是人类胚胎发育的重要调节因子。

甲状腺功能报告单

北京市医疗机构临床检验结果报告单
北京电力医院

No: 6

姓名: 陶░░░	门诊手册: 30░░░░2	申请医师: 阮░░░	科别: 产科
性别: 女	标本种类: 血清	检验科: 放免室	申请日期: 20
年龄: 32 岁	床　号:	初步诊断: 孕24周	

序号	检验项目	结果	单位	参考值范围
1	总T3 (T3)	135.7	ng/dl	80～200
2	总T4 (T4)	8.15	ug/dl	4.5～12.6
● 3	促甲状腺激素 (TSH)	0.731	uIu/ml	0.27～4.2

促甲状腺激素：早孕期正常范围 0.3 ~ 2.5uIu/ml，中晚孕期 0.1 ~ 3.0uIu/ml。过高提示甲状腺功能减低；过低提示甲状腺功能亢进

采标本时间: 2016-09-30 09:00
备注:

温馨提示：

广大女性在备孕时即应该进行甲状腺功能的筛查，若有异常应及时治疗，待甲功正常后再妊娠。孕期应该尽早到医院进行甲状腺功能的普查，最好是发现妊娠以后，或者妊娠 6 ~ 8 周以前就去医院进行检查，若发现有异常及时治疗和处理。

◎ 甲状腺相关激素的分泌情况

首先是下丘脑产生、并由垂体释放的促甲状腺激素（TSH），顾名思义，就是可以促进甲状腺的生长和分泌。当甲状腺的功能降低，也就是我们通常所说的甲减时，机体有一个反馈机制，会刺激我们的下丘脑继续分泌 TSH，这时 TSH 升高；反过来，如果甲状腺功能过度旺盛，也就是通常说的甲亢，则反馈机制告诉下丘脑分泌 TSH 减少，因此，血液中 TSH 的水平跟甲状腺的实际功能刚好相反。由人体甲状腺中的甲状腺球蛋白分解而成的甲状腺素（T4）和三碘甲状腺原氨酸（T3）可以进入血液循环，绝大多数（99% 以上）都是跟血液中的一些蛋白质结合，并不发挥功能，只有那些不跟蛋白结合的激素才能发挥作用，也就是上面所说的游离甲状腺素（FT4，占总 T4 的 0.025%）和游离三碘甲状腺原氨酸（FT3，占总 T3 的 0.35%）。

◎ 甲状腺激素的作用非常广泛

（1）它负责调节人体的代谢过程，对于体内的产热、调节体温、营养合成和分解具有重要作用。

（2）它能够促进人体的生长发育，特别是骨骼和脑的发育。

（3）它广泛地影响机体各器官和系统的功能，包括心脏和血管、血液系统、胃肠道、骨骼、脑和生殖系统。

所以可以说，人体从生到死、从小到大的发生和发展过程，都在受到甲状腺激素的调控，特别是甲状腺对于生殖系统的正常代谢和胚胎发育也具有非常重要的影响，因此，越来越受到妇产科学界和生殖医学界的关注。在怀孕早期及时排除或治疗甲状腺功能异常，对于胎儿的生长和发育均具有非常重要的意义。

◎ 甲状腺激素在哪些情况下会发生改变

机体内的甲状腺激素水平在一些情况下会发生较大的改变。妊娠状态、口服一些药物和病毒性肝炎等可以导致甲状腺素升高；而低蛋白血症、使用雄激素、使用糖皮质激素和严重的肝病等均可以导致甲状腺素的水平降低。由此可见，妊娠和体内激素水平的巨大改变等均可能导致甲状腺功能的变化。

◎ 甲状腺激素如何影响胎儿发育

孕期第12周前，母体代谢已经显著增强，但是胎儿自身甲状腺功能尚未建立，胎儿不能合成甲状腺激素，甲状腺激素完全来源于母体，因此母体和胎儿双方均对甲状腺激素和碘的需求量增加，甲状腺的负荷也随之加重。

从第 12 周到第 20 周，胎儿的甲状腺功能逐渐形成，但甲状腺激素的主要来源仍然是母体甲状腺。因此，在妊娠 20 周前，母体均应保持充足的甲状腺激素水平，为胎儿发育提供充分的保障。

从妊娠第 21 周至第 40 周，胎儿自身甲状腺产生的 TH 逐渐成为胎儿甲状腺激素的主要来源，母体甲状腺激素仅作为补充，占 10%，因此母体对甲状腺激素的需求也发生改变。

对于那些甲状腺功能异常的患者，应该在整个孕期都定期复查甲状腺相关激素的水平，以便及时进行用药的调整。甲状腺功能减退可能导致妊娠女性发生妊娠期高血压疾病、自然流产、早产、胎盘早剥、胎位不正或臀位，而且有研究表明，妊娠期甲状腺激素缺乏可能导致后代的神经、智力发育障碍，甚至导致胎儿畸形、围产期死亡和低体重儿等。而甲状腺功能亢进可能导致孕妈妈心衰、甲状腺危象，以及流产、早产、畸形儿、胎儿宫内发育迟缓、足月小样儿、胎儿甲状腺功能紊乱、胎儿甲状腺肿等异常。

孕早期要注意防辐射

◎ 辐射对孕妈妈影响有多大

怀孕头3个月宝宝受辐射影响最大。能量高的辐射，会穿透人的身体，破坏身体内部组织，造成各种伤害。能量会在人体内累积，长时间接触辐射就会对身体产生不良影响。

尽管导致流产的因素很多，一旦发生流产也不能说绝对是某一种原因造成的，但辐射毕竟是其中很重要的一个诱因，能做的就是尽量避免。

孕期为3个月是胚胎发育最为旺盛的时期，胚胎细胞分裂快，胎宝宝受辐射影响也最大。如果怀孕头3个月接触的辐射大，而且没有使用防辐射措施，就可能会损害DNA、造成细胞分解或突变，甚至造成胚胎死亡、胎儿畸形、脑部发育不良，甚至可能增加胎儿日后患癌症的概率。

◎ 适度使用电器和电子产品

各种家用电器都会产生电磁辐射，其中微波炉和电吹风的辐射是最大的，孕妈妈应尽量减少使用时间和次数，在确需使用时，尽量穿着防辐射服，以保护自身和腹中胎宝宝的安全。

来自日常生活的辐射还有很多，例如手机、电脑、打印机、复印机等都会产生辐射。怀孕期间除非诊断疾病需要，否则禁止做X射线、CT等检查。

当然，也不是说完全不能接触电器，而是要适度接触。孕妈妈在家偶尔看看电视、接听电话也无妨，孕妇看电视时应尽量距屏幕 3 米以上为宜，时间不要超过 3 小时。电脑的液晶显示屏辐射相对小很多，不会对孕妈妈造成伤害。孕妈妈也可以上网，最好离电脑远一些，不能抱着笔记本在床上玩，每次上网时间也不要超过 1 小时，每天上网时间不要超过 2 小时。

温馨提示：

> 孕妈妈怀孕期间，家里的电器应分开摆放，以避免辐射过于密集，室内不要放置闲杂金属物品，以免形成电磁波的再次发射。手机、电脑、电视甚至包括辐射大的电磁炉、电吹风等可适度使用，但使用时应保持适当的距离。

◎ 可以穿防辐射服

防辐射服装是利用服装内金属纤维构成的环路产生感生电流，由感生电流产生反向电磁场进行屏蔽，所以它可以防止辐射。

不少怀孕的女性把手机放在防辐射服的口袋里，手机就没有信号了，这说明防辐射服是有用的。

至于防辐射眼镜、防辐射伞等产品，准妈妈也可以选用，但是没必要全副武装。

注意：防辐射服由特殊材料制成，是不能洗的。

◎ 尽量不坐飞机

孕前期 3 个月、孕后期 3 个月应尽量避免辐射，飞机也是孕妇非常忌讳的交通工具，飞机舱内外环境不同，如飞机在起飞前，机舱内需要加压，气压会发生变化。空中的高空电离辐射会对孕妈妈造成影响。

◎ 怀孕期间 B 超检查有辐射吗

怀孕期间有几次 B 超检查必须做，分别在怀孕 8 周、12 周、22 周、30 周，以及胎儿分娩前， B 超检查产生的辐射小，不足以对孕妈妈及胎宝宝造成威胁，所以准妈妈们可放心。

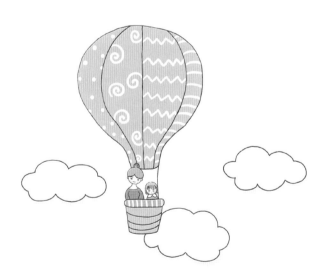

怀孕 3 个月孕妈妈常见问题

阴道出血一定是流产吗

不是所有的出血都意味着流产。比如，褐色分泌物代表是以前的出血，很可能是胚胎着床时的创伤引起的出血，后来随着阴道分泌物延迟排出，很正常。褐色分泌物一般有个几天少量出血就过去了，不会再有了。粉色的、鲜红的、不黏稠的，量大的出血或者持续的出血才是需要注意会不会流产。

超声发现有卵巢肿瘤

妊娠早期发现卵巢肿瘤，首先应明确肿瘤是恶性的还是良性的。妊娠合并良性肿瘤以成熟畸胎瘤及浆液性（或黏液性）囊腺瘤居多，占妊娠合并卵巢肿瘤的 90% 以上，恶性者以无性细胞瘤及浆液性囊腺癌为主。妊娠合并卵巢肿瘤一般无明显症状，早孕时三合诊即能查到。中期妊娠以后超声下不易看见，需依靠病史及孕早期的 B 超诊断。

如发现单侧、单房、直径小于 5cm 的卵巢囊肿，有生理性囊肿的可能，多在妊娠 14 周后自行消失。早孕合并卵巢囊肿，等待至妊娠 4 个月后进行手术，以免诱发流产。也有孕期的黄素囊肿直径可达 6 ~ 10cm，持续至孕足月。另外可根据彩超提示的肿瘤形状（囊性、囊实性、实性，囊内有无乳头）、血流信号、有无

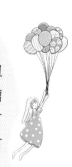

腹水等，以及血清肿瘤标记物的检测推断肿瘤是良性还是恶性。

早孕时肿瘤嵌入盆腔可能引起流产，中期妊娠时易并发蒂扭转，晚期妊娠时若肿瘤较大可导致胎位异常，分娩时可引起肿瘤破裂，若肿瘤位置低可阻塞产道导致难产。妊娠时盆腔充血，可能使肿瘤迅速增大，并促使恶性肿瘤扩散。妊娠晚期发现者，可等待至足月，临产后若肿瘤阻塞产道即行剖宫产，同时切除肿瘤，术中医生会冰冻切片以排除恶性肿瘤的可能性。

孕期尿频怎么办

大部分孕妇在头 3 个月和最后 3 个月都会出现尿频。最初排尿频率增加的原因之一，是体内水分的增加和肾功能的提高，这会帮助身体更快地排出废物。另一个原因则是骨盆中靠近膀胱部位正在生长的子宫所造成的压力的增加。一旦子宫在第 4 个月前后上升到腹腔，对膀胱的压力通常就会减小，而且会一直保持到最后阶段的第 9 个月。但是由于每一个女性内部器官的位置都会有轻微不同，因此怀孕时尿频的程度也会不同。

那么，孕妈妈该如何缓解尿频呢？小便时前倾，可以帮助您保证彻底排空膀胱，从而减少去洗手间的次数。如果发现自己晚上起夜比较勤，可以试着限制就寝前水分的摄入，但在其他时间一定要保证充足的水分摄入，因为水分摄入不足容易引起尿路感染。

自己买的胎心仪为什么听不到胎心音

有些孕妈妈购买了家用胎心仪，这样就不必经常去医院检测宝宝的心跳是否正常了，比较方便。但是也有人反映，自己在家使用胎心仪，听不到胎心或是声音太小了。这又是怎么回事呢？

一般胎心仪都有说明书，孕妈妈可以根据说明书上的方法去做，如果听不到胎心，一般来说都跟没有找到胎心位置有关，可以参考医生听胎心的位置，在腹部慢慢移动探头，找到正确的胎心位置。胎心音是从胎儿的肩胛间传导的，因此在靠近胎背上方的孕妇腹壁听到的胎心音最清楚。头位和臀位也会影响胎心的位置，头位时胎心在脐下左侧或右侧，臀位时胎心在脐上左侧或右侧。任何胎心仪都有一定杂音，胎心音是很小的响声，要把胎心音放大很多，杂音一般都是探头在肚子上移动的回音，以及肚子里面的羊水流动声和血流声。医院里的胎心仪也有杂音，但医院里比较嘈杂，显得胎心音比较清楚，而家里比较静，所以显得杂音比较多。

孕 3 个月被查出是葡萄胎

葡萄胎又称水泡状胎，处于生育期的女性都有可能得葡萄胎，常见于20 ~ 30 岁的孕妇。这种病的确切病因现在尚不明了，一般认为与营养障碍（特别是叶酸缺乏）、感染（尤其是病毒感染）、遗传和免疫功能障碍等因素有关。因葡萄胎随时有大出血可能，故确诊后，应及时清除子宫内容物，一般采用吸宫术，在内容物吸出的过程中，子

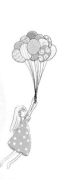

宫体逐渐缩小，变硬，吸出物中虽含血量较多，但大部为宫腔原有积血，故患者脉搏，血压一般变动不大。也有的医生主张如子宫超过脐，应施行剖宫产取出葡萄胎。

孕早期查出肝炎怎么办

◎ 肝炎对孕妈妈的影响

由于胎宝宝发育的需要，孕妈妈代谢增强，肝脏负担就加重了，比普通人更容易感染病毒性肝炎。孕妈妈是肝炎的易感者，并且一旦患了肝炎后病情也较重。分娩过程的体力消耗、损伤和出血引起的缺氧和代谢障碍，可促使病变的肝组织发生坏死。

妊娠早期发生病毒性肝炎，可使妊娠反应，如恶心、呕吐等症状加重；妊娠晚期发生病毒性肝炎，较易发生妊娠高血压综合征。妊娠期病毒性肝炎子代感染率为 25% ~ 40.36%。患肝炎的孕妇，病情严重者胎儿的预后较差，流产、早产、死胎及新生儿的死亡率明显增加。

◎ 肝炎孕妈妈能保住宝宝吗

孕妈妈如果是乙肝患者或是乙肝病毒的携带者，血中的乙肝病毒便有可能传播给胎宝宝。

孕妈妈得了肝炎是否需要终止妊娠，目前意见尚不统一。一般认为继续妊娠会加重肝脏负担，使病情恶化。有专家认为妊娠12 周以前，应在积极治疗肝炎的同时，实行人工流产术为宜。而中、晚期妊娠合并肝炎者，一般不宜终止妊娠。

◎ 及时给新生儿注射乙肝疫苗

如何切断母婴传播呢？最有效确切的办法是推广乙肝疫苗接种。

具体的做法是：乙型肝炎表面抗原阳性孕妈妈所分娩的婴儿，在出生当时即给予注射乙型肝炎免疫球蛋白一支（100 国际单位），2 周后再注射乙肝疫苗，此后 1 个月和 6 个月再分别注射一次同样的剂量。

◎ 肝炎孕妈妈调养指导

注意休息。停止繁重的劳动和活动。

饮食调理。进软食和易消化的食物，要求食物中脂肪成分较低，糖分较高。除有肝昏迷趋向者外，也主张多吃些蛋白质。

保肝护肝。多采用维生素 C、维生素 B、辅酶 A、三磷酸腺苷、葡萄糖等药物；或采用茵陈、板蓝根、陈皮、茯苓等中药保肝。

孕 3 个月，
准爸爸干点啥

宝爸做好 10 件事，提升宝妈幸福指数

1. 妥善安排好孕妈妈的饮食，帮助她培养良好的饮食习惯，摄入均衡营养，为宝宝的成长打好基础。

2. 陪孕妈妈到医院做产检，了解孕期保健常识。

3. 帮孕妈妈规律作息，养成良好的生活习惯。

4. 经常陪孕妈妈到附近的公园或者广场散步，呼吸新鲜空气，督促妻子多晒太阳，按时练习胎教瑜伽课程等，可以将音乐胎教和瑜伽胎教结合，更全面有效。

5. 督促孕妈妈远离电磁污染，听音响、看电视时要保持一定的距离；使用安全无辐射的胎教仪进行胎教，坚持和孕妈妈一起胎教。

6. 协助孕妈妈做好孕期的自我监护：量体重、数胎动。

7. 学会倾听和赞美，多听孕妈妈的倾诉，经常赞美孕妈妈，告诉她你喜欢她怀孕的样子，怀孕的女人是最漂亮的，帮助她建立面对以后孕期生活的信心。

8. 注意调节婆媳关系，尽量多花些时间陪孕妈妈消遣娱乐。

9. 如果孕妈妈身体情况允许，准爸爸可以安排一次短期的旅行，减缓孕期的忧虑和不适。

10. 可以陪孕妈妈一起计划婴儿房的布置，一起挑选婴儿用品，让孕妈妈感受到丈夫共同参与的欣慰。

做好产检前的准备

记下孕妈妈去产检的日期和时间，帮助孕妈妈带好相关物品，比如母子健康档案、化验单、提前交过费还没有检查的单据等，如果孕妈妈产检当天需要空腹，还应该带好可口的早餐和饮水杯，孕期最好不要喝冰水，医院一般都有开水炉，可以自己准备好杯子。总之，准爸爸此时就把自己定位为孕妈妈的生活秘书吧。

温馨提示：

准爸爸还需要提醒爱忘事的孕妈妈做检查是否需要空腹；有问题记在纸上，记得问产检的医生等等。这时候准爸爸就是孕妈妈的"记事本"。

帮孕妈妈排队做检查

碰到生育高峰期，医院总是人满为患，为了减少孕妈妈排队等候的时间，孕爸爸可以早点到医院，帮助孕妈妈排队，比如抽血检查和超声检查的排队，到时间再叫孕妈妈来做检查。

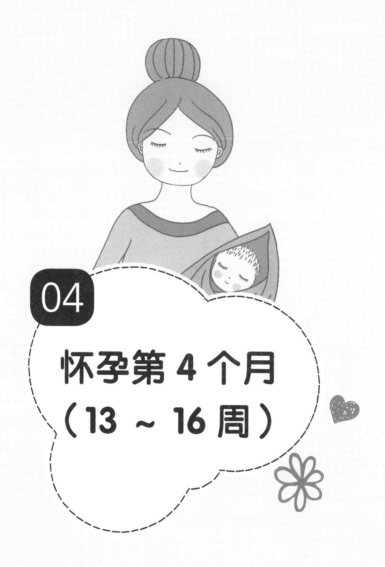

04

怀孕第 4 个月
（13 ～ 16 周）

你最该知道，医生在门诊没空细说的

在孕12～16周，首先要做基本的例行检查，包括体重、血压、问诊等项目，并且要和前一次检查情况进行比对，看是否一切正常。这次检查还有一个重要的检查项目——唐氏筛查，做唐氏筛查时检查前一天晚上12点以后不要吃东西和喝水，第二天早上不用空腹。

喜宝妈真实经历，帮你少走弯路

产检时一定要穿宽松的衣服，尤其是到孕中期测宫高、腹围时，更是要选择方便检查的衣服。最好是穿容易脱的裤子，也可以是宽裙子。这样，内诊时就不会给自己造成太大的麻烦。浮肿检查的时候是要脱掉鞋袜的，所以最好不要穿连裤袜。要穿舒服的鞋子，而且要方便穿脱。内诊后可能会有出血等情况发生，最好带上卫生护垫或卫生巾。

怀孕 4 个月，
要做唐氏筛查

什么是唐氏筛查

唐氏筛查是唐氏综合征产前筛选检查的简称。唐氏综合征又叫 21 三体综合征、先天愚型，即第 21 对染色体比正常人多出一条（正常人为一对），是最常见的染色体非整倍体疾病。唐氏筛查通过抽取孕妈妈血液，检测母体血清中 PAPPA、AFP、HCG、uE3 和 Inhibin A 的含量，结合孕妇的年龄、孕周、体重、是否吸烟、是否患有胰岛素依赖性糖尿病等临床信息，通过风险评估软件计算风险值。临界值为 1/250 ~ 1/380（由于方法不同，可能此数值有所不同），大于此值为高危，小于则为低危。

唐氏筛查的意义是针对特定的没有任何相应疾病提示的人群（所有的孕妇），通过检查将其中患某一疾病可能性较大的高危人群筛选出来，比如把胎儿患有先天愚型、伸舌样痴呆等三种疾病风险较高的孕妇筛检出来，以进行其后的诊断性检查。需要明确的是筛查的不是诊断某一种疾病，而是筛选出患某一疾病可能性较大的人。通过筛查，依据风险值的高低将得到一个阳性（高危）或阴性（低危）的结果，以便进行下一步的诊断性检查。

为什么要做唐氏筛查

唐氏儿智力严重低下，头小而圆，鼻梁低平，眼裂小而外侧上斜，眼距宽，口半开，舌常伸于口外，耳位低（双耳上缘在两眼水平线以下）；颈短粗，指（趾）短，指内弯，小指褶纹一节，通贯手；拇趾球部出现近侧弓状纹，拇趾与第二足趾间距离增宽呈"草履足"。常可伴生殖器官、心脏、消化道、骨骼畸形，免疫力低下，急性白血病的发生率较一般儿童高20倍左右。以前患者寿命很短，现在患者平均寿命已经增加到50岁左右，但生活完全不能自理，并且携带多系统并发症，终生无法治愈，因此给家庭带来沉重的精神和经济负担。

唐氏血清筛查是筛查唐氏儿很有效的方法，任何孕妇都有可能怀上唐氏综合征的胎儿。过去认为：>35岁的是高危人群，概率会随着孕妇年龄的递增而升高。唐氏筛查既能缩小羊水检查的范围，又不会遗漏可能怀有唐氏儿的孕妇，建议每一位孕妇都要进行唐氏筛查，做到防患于未然。

提示：

唐氏筛查只是针对唐氏综合征的风险系数做的检查，跟胎儿的性别完全没有关系。

什么人群易生唐氏儿

1. 夫妻一方年龄偏大。

2. 受孕时夫妻一方染色体异常。

3. 妊娠前后孕妇有病毒感染史，如流感、风疹等疾病。

4. 妊娠前后孕妇服用可致畸药物，如四环素等。

5. 夫妻一方长期饲养宠物。

6. 有习惯性流产史、早产或死胎的孕妇。

7. 夫妻一方长期在放射性环境或污染环境下工作。

◎ 为了一次通过唐氏筛查，要做哪些准备

（1）唐氏筛查的最佳时间是孕 15～20 周，不要忘记预约挂号。

（2）准备好详细的个人资料：唐氏筛查与年龄、体重、身高、月经周期、准确孕周、胎龄大小、是否患有胰岛素依赖性糖尿病、是否吸烟、是否有异常妊娠史等因素有关，因此在抽血之前填写化验单的工作十分重要。

（3）做唐氏筛查不需要空腹，但检查前一天最好少吃油腻食物和水果。

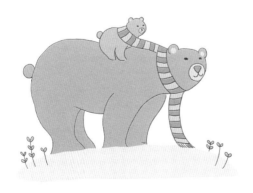

孕期胎儿唐氏征产前筛查报告单

筛 查 号： DSA23526

孕妇信息：

病 历 号：	0009316308	样 本 号：	23526
孕妇姓名：		胎 数：	单胎
出生日期：	1983-08-28	样本来源：	
检验日期：	2016-06-16	人 种：	黄种人
采样日期：	2016-06-13	送检医师：	

测试结果：

年 龄：	33	周岁	体 重：	53.50	KG
孕 周：	16 周 1 天	LMP	胰岛素依赖型糖尿病：	无	

测试项目	测试结果	测试单位	MOM值
AFP	38.34	ng/ml	0.8819
HCG	25774.00	mIU/ml	0.5347
uE3	1.216	ng/ml	1.2503

产前筛查评估结果： 标准年龄风险 1:596.

21三体	ONTD	18三体
		1:10
		1:100
1:380	1:1000	1:334
		1:1000
		1:10000
1:10875	1:22864	1:43921

评估注释

唐氏综合征(21三体)的危险度没有超过筛查标准，属低危人群。

开放性神经管缺陷(ONTD)的危险度没有超过筛查标准，属低危人群。

爱德华氏(18三体)的危险度没有超过筛查标准，属低危人群。

筛查结果为低风险，表明孕妇
代替诊断，被筛查为低风险时，

检验者： 张敏

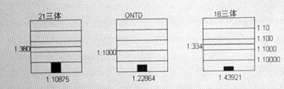

预测 21 三体、18 三体及开放性神经管缺陷风险，大于阈值即为高危，需行羊穿进一步检查染色体。

唐氏筛查如果没过，
需要做羊水穿刺或无创 DNA

什么是羊水穿刺

羊水穿刺是在超声波导引下，将一根细长针穿过孕妇的腹部和子宫壁，进入羊水腔，抽取一些羊水的过程。羊水细胞是来自胎儿的脱落细胞，具有相同的遗传信息。如果唐氏筛查指标不合格，可以做羊水穿刺进一步明确胎儿发育是否异常。此外，孕妈妈年龄 ≥ 35 岁的也建议做。

羊水穿刺检查的最佳时间

羊水穿刺最佳时间是妊娠 16 ~ 24 周。这时胎儿小，羊水相对较多，胎儿漂在羊水中，周围有较宽的羊水带，用针穿刺抽取羊水时，不易刺伤胎儿，抽取 20 毫升羊水，只占羊水总量的 1/20 ~ 1/12，不会引起子宫腔骤然变小而流产，这个时期羊水中的细胞比例最大，细胞培养成活率高，适合做胎儿染色体核型分析。

羊水穿刺可以诊断胎儿哪些疾病

◎ 胎儿先天性疾病的诊断

对羊水细胞进行培养，或提取羊水细胞 DNA，可进行遗传学诊断，如用于诊断胎儿染色体病、单基因病等。

◎ 胎儿代谢性疾病的诊断

对某些不能通过基因诊断的代谢性疾病，可通过测定羊水中相关酶的浓度进行宫内诊断。

◎ 胎儿神经管缺陷

对羊水进行甲胎蛋白和乙酰胆碱酯酶的测定，可用于胎儿开放性神经管畸形（主要包括无脑儿、脊柱裂）的诊断。

◎ 胎肺成熟度的检测

测定羊水中卵磷脂/鞘磷脂的比例，可帮助确定胎儿肺是否成熟，有助于对终止妊娠的时机进行选择。

◎ 羊膜腔感染的诊断

对羊水进行培养或炎性因子的测定有助于诊断有无羊膜腔感染。

哪些孕妈妈可能要做羊水穿刺

并不是所有的孕妈妈都需要进行这项检查，如果您有一种或一种以上的情况，医生会建议您考虑做羊水穿刺。

1. 35 岁以上的高龄孕妇。

2. 家族中有人患唐氏综合征。

3. 母血唐氏综合征概率偏高者。

4. 超声显示胎儿颈部透明带增厚异常者。

5. 超音波检查发现其他异常者。

6. 有过不良孕产史的孕妈妈。

7. 孕期合并症需要做此项检查者。

温馨提示：

1. 羊水穿刺虽然准确率高，但是有一定风险，比如胎儿、胎盘或脐带感染等。

2. 如果没有必要，尽量不要做羊水穿刺。

3. 确实需要做的，应该到条件相对较好的大医院，由有经验的医生操作。

 # "无创 DNA 检查"那些事儿

什么是无创 DNA

无创 DNA 的准确说法应该是无创产前基因检测，因为是通过采集孕妇外周血，提取游离 DNA 进行检测，所以大多数人都习惯称之为"无创 DNA"。该技术可以判断胎儿是否患有染色体病（主要是 21 三体又称唐氏综合征、18 三体，13 三体）。该方法最佳检测时间为孕早、中期。

检测原理

从孕 4 周开始，在孕妇外周血中即可检测到胎儿的游离 DNA。随着孕周增大，胎儿游离 DNA 含量也随之增加。孕 12 周后，通过抽取孕妇外周血并从中提取出胎儿游离 DNA，利用新一代基因测序技术并结合生物信息学分析手段，便可准确判断胎儿是否患有染色体病。

技术优势

传统的血清学筛查是根据孕妇的年龄、孕周、激素水平以及体重等参数进行计算得出结果，其假阳性率较高，也存在较大的漏检风险。而传统的产前诊断采用侵入性取样方法，如绒毛取样、羊水穿刺和胎儿脐静脉穿刺等，这些操作虽然可以确诊胎儿是否患有染色体疾病，但穿刺伤口可能导致感染或一定概率的流产等风险。而无创 DNA 向不接受或错过上述产前诊断的孕妇提供了新的检测途径，具有无创取样、无流产风险、高灵敏度、准确性高的特点。

适用人群

1. 所有希望排除胎儿染色体非整倍性疾病的孕妇。

2. 孕早、中期血清筛查高危的孕妇。

3. 夫妇一方为染色体病患者，或曾妊娠、生育过染色体病患儿的孕妇。

4. 有不明原因自然流产史、畸胎史、死胎或死产史的孕妇。

5. 有异常胎儿超声波检查结果者（ NT、鼻梁高度 ）。

6. 夫妇一方有致畸物质接触史。

温馨提示：

　　无创产前检测抽血与常规静脉采血方法相同，采集 5 ml 静脉血用于检测。采血不需要空腹、不需事前检查，只要正常饮食、作息即可。采血后，通过实验室检测和生物信息学数据分析，即可得出检测结果。收到通知后，请到采样医院领取检测报告，同时医生会为您解释报告结果。

 # 测血压要放松

　　在医院测量时，如果连续 3 次不同时间（不在同一天）的血压值中，收缩压高于 140 mmHg 或者舒张压高于 90 mmHg，这两项中只要有任何一项异常，就是高血压。在家测量血压时，测量次数要求与诊室测量时相同，测量血压数值收缩压高于 135 mmHg 或舒张压高于 85 mmHg 时，也可以诊断为高血压。

　　一天之内，人体的血压会发生一定的波动，大多数人清晨 6 ～ 10 点血压会明显升高，下午 4 ～ 6 点血压也会比较高，一般建议在清晨 6 ～ 10 点左右量血压，也可以在下午 4 ～ 6 点时加测一次，这样更容易发现隐匿性高血压。

温馨提示：

怎样测量血压更准确

1. 在测血压前，先静坐片刻，情绪紧张和激动时不马上测血压，剧烈运动和劳动之后不马上测血压。

2. 测量时坐正，把上衣一侧袖子脱下，不要卷起紧的衣袖，手臂平放，手心向上，上臂和心脏在同一水平位上，肌肉要放松。

3. 如果是卧位，也要使上臂和心脏处于同一水平，不能过高或过低；测血压时不要屏住呼吸，因为屏住呼吸可使血压升高。

看懂白带常规检查报告单

白带检查是妇产科常见的一种检查，医生只需从阴道里取出一点分泌物即可，女性几乎没有疼痛和不适感。

白带常规检查报告单看什么

1. 看 pH 值。正常的 pH 值为 4.5 左右，但是若患有滴虫性或细菌性阴道炎时，pH 值大于 5。

2. 看阴道清洁度。这个分为 4 度，1 ~ 2 度为正常，3 ~ 4 度为异常（表示阴道有炎症）。

3. 看霉菌和滴虫。若报告单上显示 +，则表示已经感染上了滴虫或霉菌，但这并不表示感染的严重程度。若显示 −，则表示没有感染。

4. 看胺试验。这是检查细菌性阴道病的方法，若胺试验反应呈阳性，可以诊断为细菌性阴道炎。

5. 看线索细胞。线索细胞是因为很多细菌聚集在阴道上皮细胞周围，使它边缘模糊不清。它是细菌性阴道病最敏感最特异的体征。

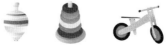

内诊检查别紧张

◎ 内诊检查前，孕妈妈要做些什么准备

内诊检查前一天晚上，孕妈妈可以将外阴部清洗干净。有些孕妈妈以为要用洗液进行清洗，其实没有太大必要，只要清水冲洗就可以了。内诊时感觉疼痛，一般是因为检查时过于紧张引起的，在检查时可以做深呼吸，尽可能地放松自己，越放松越配合医生，检查效果越好。

内诊检查有固定的检查时间，一定要做。一般建议在准备怀孕前就应该做一次检查，了解有无炎症等，如果有问题在怀孕前应及时治疗。怀孕后孕中期可进行白带检查，临产时根据需要再做内诊。但是如果孕期有阴道流血应进行阴检排查宫颈病变，有阵发性腹痛根据情况进行阴检了解宫口情况。所以，虽然内诊检查一般做 2 ~ 3 次，但也是根据孕妈妈不同的身体状况来决定的。

内诊检查时医生将手指直接伸进阴道进行检查，有些孕妈妈担心造成感染，这种顾虑是不必要的。医生进行阴道检查前，会对孕妈妈的外阴部和自己的手进行专业的消毒，检查时要戴无菌手套，一般不会引起感染。

◎ 内诊检查后阴道少量出血，会不会造成流产

妊娠后产科医生通常要为孕妈妈做 1 ~ 2 次阴道内诊。在内诊检查中，出现出血的情况并不少见，例如，孕妈妈有宫颈糜烂，医生在做内诊检查时有可能触碰到糜烂面，继而会有少量出血，

这是很正常的。

　　遇到这种情况，不必过于担心，如果情况并不严重，一般一两天就会停止流血。当然，如果出血很多就需要及时就诊。但事实上一般也不会增加流产的概率，正常的妊娠绝不会因阴道检查而流产的。

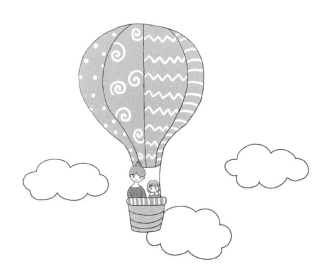

怀孕 4 个月孕妈妈常见问题

> 孕期保健乳房对顺利哺乳有帮助

◎ 清洁乳头

要提醒大家,从下个月开始,可以每天用清水和软毛巾轻轻揉搓乳头 1 ~ 2 分钟,然后用清水洗净。

◎ 防皲裂护理

①用 25% 的酒精擦洗,每日 1 ~ 2 次,这样乳头的皮肤逐渐增厚,变得坚韧,也就经得起婴儿的吮吸了,不容易发生乳头皲裂。

②孕妈妈的皮脂腺分泌旺盛,乳头上常有积垢和痂皮,强行清除可伤及表皮,应先用植物油(麻油、花生油或豆油)涂敷,使之变软再清除,并在乳头上涂防裂油。

◎ 穿合适的文胸

怀孕后女性乳房体积约增加两个罩杯,准妈妈应该在此基础上选择较为宽松的胸罩,以避免过紧的文胸与乳头摩擦而使纤维织物进入乳管,造成孕妇产后无奶或少奶。孕妇选择文胸时以乳房没有压迫感为宜,并应随着乳房的变化而适时更换不同型号的文胸。

◎ 做乳头按摩操

经常进行乳头按摩,使乳头能够适应外部的刺激,可以预防

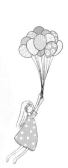

因哺乳而造成的乳头皲裂等。

◉ 提升乳头皮肤坚韧度，纠正乳头内陷

孕妇洗净双手后，用手指轻轻将乳头向外牵拉，同时捻转乳头。然后，用25%酒精擦拭乳头，每天牵引并擦拭2～3次，每次20～30分钟。等到乳头皮肤坚韧后，乳头就不会再内陷了。

◉ 用手指从深部向外轻拉乳头

用双手手指置乳头根部上下或两侧，同时下压，可使乳头突出。乳头短小或扁平者则可用拇指与食指压紧乳晕两侧，另一手自乳头根部轻轻外牵。这些都是简便易行的纠正方法，每日可进行10～20次甚至更多，数月后就可见到成效。

◉ 使用橡皮乳头帮助内陷的乳头凸出

用手指牵出乳头后，把特制橡皮乳头固定在乳晕皮肤上，使乳头突出能够保持一段时间。把橡皮乳头和乳房皮肤接触处固定，待2～3个小时乳头就会突起。此法巩固1周左右，便可使乳头凸出来。

B超显示胎盘位置低，有危险吗

B超显示胎盘位置低，就是说胎盘的位置比较接近或覆盖宫颈内口（28周后为前置胎盘），这可能引起妊娠早期的出血现象，但随着妊娠月份的增大，宫体也逐渐拉长，胎盘的位置也会随之上升，从而远离宫颈内口。这种低置的状态一般不会持续很久，因为胎儿在这个时期生长很快，但这也和孕妈妈的孕周有关。所以，胎盘位置低的孕妈妈，如果有出血应该在家休息，避免剧烈的活动，避免大幅度的运动，避免性生活的刺激，28周之后再复查B超，如果没有出血，可以正常活动并注意观察。

白带增多、外阴瘙痒怎么办

引起外阴瘙痒的原因很多，比如：感染——念珠菌阴道炎和滴虫阴道炎；外阴鳞状上皮细胞增生，外阴白斑伴有外阴皮肤发白；药物过敏或化学刺激——肥皂、避孕套等刺激或过敏而引起皮炎；不良卫生习惯——未注意外阴局部清洁，皮脂、汗液、经血、阴道分泌物长期刺激，或尿、粪浸渍，可引起外阴瘙痒；平时穿不透气的化纤内裤可因局部长时间湿热郁积而诱发瘙痒；其他皮肤病变——擦伤、寻常疣、疱疹等均可引起外阴刺痒；还有引起外阴瘙痒的全身性因素，比如糖尿病也有可能引起外阴瘙痒。

建议去医院检查白带分泌物，确定病原菌后用药。平时应该保持外阴的清洁，穿透气性好的内裤。

怀孕4个月出现口腔问题怎么办

牙周病会影响胎儿健康，牙周病主要是由厌氧菌感染引起，细菌本身及其他代谢产物，在牙龈发炎时会释放出一些炎性因子，可能导致孕妇血糖代谢不良甚至早产；此外，孕妇因牙痛而进食困难，会导致营养不均衡，也会间接影响胎儿的发育。1996年美国牙周病学会研究报告也指

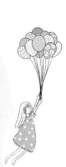

出：怀孕妇女患有严重牙周病者发生流产、早产或新生儿体重过轻的概率，为口腔健康的孕妇的 7 倍。所以孕妈妈们千万不要忽视，出现口腔问题该治疗一定要治疗。

孕期易发生的口腔问题

1. 孕期牙龈炎。因为雌激素代谢增加，荷尔蒙作用于牙龈微血管，使牙龈充血肿胀，降低了牙龈对发炎反应的抵抗力。严重者甚至会形成孕期牙龈瘤（深红色、无痛，是一种牙龈严重充血肿大的现象），容易流血，但在怀孕末期会慢慢消失，除非出现溃疡或咀嚼障碍，一般不建议切除。

2. 牙周病加重。孕期因为荷尔蒙改变，会促使某些致病菌滋长，如果本身先前有牙周病，怀孕期会更加严重。

3. 牙齿的摇动度可能增加。

4. 牙齿容易腐蚀。有些孕妇会有孕吐现象，造成胃酸倒流，引起牙齿的腐蚀现象（常发生在牙齿的舌侧）。

5. 蛀牙概率大增。孕期口腔菌群改变，牙龈容易发炎、浮肿，孕妈妈又爱吃零食，加上行动不便，口腔清洁不及时，会使口腔残渣堆积，导致蛀牙概率大增。

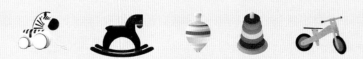

孕 4 个月，
准爸爸干点啥

1. 要认识到产前检查的重要性，提醒准妈妈按时产检，最好能陪同她一起去，并记录医生的叮嘱。

2. 照顾好孕妈妈的日常生活。怀孕 4 个月，如果孕妈妈已经不吐了，就要准备好吃的了，比如糖分少的水果、可口的饭菜等。

3. 让孕妈妈保持愉快。比如，可以多拥抱妻子，抚摸她的肚子，跟胎宝宝说话。主要是要照顾好孕妈妈的心情，不能惹她生气，因为妈妈的情绪跟胎宝宝相连，妈妈的喜怒哀乐，胎宝宝都能感受到，虽然宝宝不会说话，但是不代表没有自己的感受。

4. 让准妈妈少做些家务，准爸爸要关心体贴准妈妈，多陪伴她，帮助和分担部分家务，使准妈妈有充足的睡眠和休息时间。尽可能让准妈妈情绪愉快，有利于胎宝宝的发育。

5. 为准妈妈按摩，准爸爸可以学几招按摩的方法，为准妈妈的肩部、腰部、膝部按摩。因为准妈妈会常感腰酸腿痛、肩周乏力，通过按摩可以缓解这些症状，帮助准妈妈消除紧张感、放松自己、调整心情。

6. 陪她一起锻炼，怀孕 4 个月，胎宝宝的状态已较稳定，这时准妈妈进行一些简单的锻炼对胎宝宝和准妈妈都有好处。准爸爸最好能陪着准妈妈一起锻炼，以便随时照顾她。

7. 学会听胎心。用胎心仪是最简单、有效、准确的方法。

做好家庭监护不仅可以了解胎宝宝的发育情况，而且能及时发现异常情况。

8.试着跟胎宝宝说话，从16周到19周，胎宝宝的听力形成，此时胎宝宝就像一个小小的"窃听者"，准爸爸可以和准妈妈一起每天跟胎儿说说话。而且准爸爸用手触摸准妈妈的腹部时，还能感觉到胎宝宝轻微的反应。

9.给胎宝宝讲故事，准爸爸可以跟准妈妈一起做胎教，每天两人各念一次小故事、童谣给胎宝宝听，借讲故事的机会与胎宝宝沟通、互动。

10.如果家里有猫狗，要尽量避免准妈妈与宠物接触。此时胎宝宝十分脆弱，要保证准妈妈远离噪音和震动，远离电磁辐射，不要与准妈妈争执以保证她有良好的情绪。

11.准爸爸最好戒烟，至少不要在准妈妈面前吸烟。

12.可以开始慢慢准备宝宝要用的东西，如果到妻子生产之前再准备，东西多，时间紧，准妈妈行动不便，有遗漏就不好了。

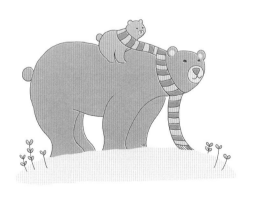

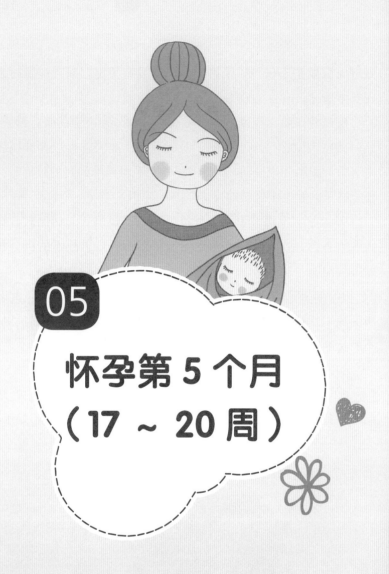

05

怀孕第 5 个月
（17 ～ 20 周）

你最该知道，医生在门诊没空细说的

从孕 17 周起，测量宫高和腹围是每次孕检必须要做的项目。从现在开始你每周的宫高都应增加 1 厘米，如果连续 2 周宫高没有变化，准妈妈需立即去医院。此外，随着胎宝宝的增长，腹部胀大，各种营养物质需要增加，而此时胃部受到挤压，容量减少，应选择体积小、营养价值高的食品。

喜宝妈真实经历，帮你少走弯路

从孕 5 个月开始，你肯定能感觉到胎动了，刚开始像蝴蝶扇动翅膀，慢慢地宝宝的胎动幅度越来越大，甚至有时他（她）的运动太剧烈，让你晚上睡不着觉。有人形象地把胎动比作胎儿健康的"晴雨表"，所以准妈妈要学会数胎动哦。

预习一下，怀孕5个月可能会做的检查

怀孕5个月需要检查的项目：血压、体重、宫底高度、腹围、胎心率、B超胎儿畸形筛查、血常规、尿常规。

本月比较重要的检查是B超胎儿畸形筛查，也就是孕妈妈听说的"第一次大排畸"，通过B超全面观察胎宝宝的生长情况，检查器官是否畸形，以便及时发现胎儿畸形，如先天性心脏病、无脑儿、脑积水、脊柱裂、腹壁缺损、四肢短小、多囊肾、消化道闭锁等。B超检查对胎儿的危害极小，不会影响胎儿的身心发育。通过B超可以看到胎宝宝头部轮廓、大脑、脸部、颈椎和脊柱、胸廓、心脏、肺部和横隔膜、腹部、肝脏、脾脏、胃、外部生殖器官、胳膊、腿、胎盘和羊水等。

温馨提示：

目前，公立医院是不允许做胎儿性别鉴定的。

为什么要测量宫高、腹围

　　每次产检都要测量宫高及腹围，以便评估胎儿宫内发育情况，比如是否发育迟缓或生长过快等，观察胎宝宝发育与孕周是否相符。如发现与妊娠周数不符，过大过小都要寻找原因。

测量宫高、腹围能发现哪些问题

1. 了解宫高和腹围是否与孕周符合。

2. 宫高腹围小于孕周，宝宝存在宫内窘迫或者生长受限，需要做 B 超确认。

3. 宫高腹围大于孕周，宝宝存在生长过快的可能，或者因为其他合并症引起羊水过多。

4. 如果宫高腹围没有按周按月逐渐增加的话，有可能出现胎儿停止发育或羊水慢性泄漏的可能。

你会测量宫高、腹围吗

　　宫高的测量：孕妈妈排尿后，在两顿饭的间隔，平卧于床上，用软尺测量耻骨联合上缘中点至宫底的距离。

　　腹围的测量：平脐部环腰腹部的长度，即肚子最高处一圈的长度。注意软尺应贴紧身体，但不要勒紧腹部。平躺状态测得更准确。

宫高

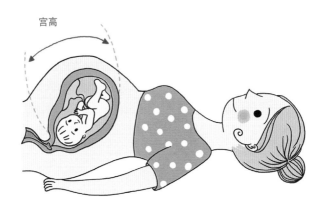

腹围

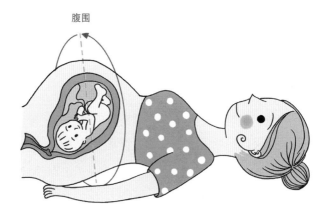

教你看懂大排畸报告单

大排畸是在怀孕 20 ~ 24 周通过超声检查观察胎宝宝是否存在结构的异常，是目前产科的常规检查项目之一。超声影像学检查无痛、无创伤的优点，以及三维、四维超声技术的发展，都为胎儿畸形的诊断提供了良好的支持。

大排畸的检查项目：胎位、双顶径、枕额径、腹径、股骨长度、耻骨长度、羊水、胎动、胎心、胎心率、胎盘位置、胎盘厚度、胎盘分级、胎盘下缘。

大排畸 9 项筛查：小脑，上唇，胃泡，心脏四腔，双肾，膀胱，胫，腓，尺，桡骨，脊柱，腹壁。

筛查包括：核实孕周、胎儿数量、胎儿位置和活动；测量羊水量；判定胎盘位置、胎盘形状及与宫颈内口的关系、显现脐带；测量胎儿双顶径、四肢、脑室、后颅凹、心脏结构；评估脊柱、胃、肾脏、膀胱等。

头部：看见胎宝宝颅骨内的结构是十分重要的，因为中枢神经系统异常对胎宝宝的生存及出生后的生活质量会造成毁灭式的影响。颅骨能在孕早期识别出来，孕中期检查时，钙化应该很好（钙化不足意味着骨骼发育不良）。排除脑积水、无脑儿、小头畸形、21 三体的短头颅、18 三体的草莓头等。

面部：排除唇裂、腭裂、小颌畸形、鼻骨缺失等。

脊柱：排除脊柱裂、脊柱肿块等。

肋骨、锁骨、肩胛骨：排除骨骼发育不良的类型。

心脏：对胎宝宝心脏的检查。要明确心率、心律、心脏位置和大小、心脏腔室、血管等情况，排除心脏畸形。

腹部：排除脐部肠膨出、内脏外翻、肠道闭锁及巨结肠、肾积水、多囊肾及巨膀胱、尿道梗阻。

肢体：胎儿肢体畸形筛查。

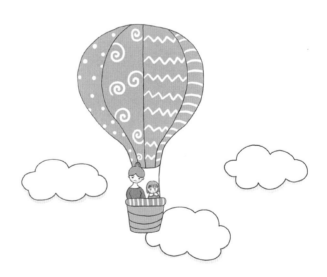

产科超声检查报告单　　序号 BYSY1611160001

超声号 ID11056/049002

| 姓　名 | 性别 女 | 年龄 30 岁 | 科别 产科门诊 | 门诊号 30446687 |

住院号　　床位　　　　　临床诊断 孕22周

检查项目 胎儿脐血流监测　　　孕周[LMP] 22W2D　申请医师

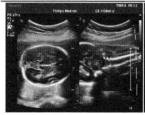
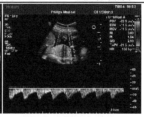

超声测量默认[cm][符号：空 未查、V 可显示、/ 显示不清、+ 影像阳性、* 另外说明]

名称	测值	名称	算值	名称	测值	名称	检查	名称	检查
双顶径BPD	5.47/22w5d	FL/BPD	0.74	脐动脉S/D	2.95	唇部	V	胃泡	V
头围 HC	20.58/22w5d	HC/AC	1.11	搏动指数PI	1.04	脊柱	V	肾脏	V
腹围 AC	18.61/23w3d	FL/AC	0.22	阻力指数RI	0.66	脉络丛	V	膀胱	V
股骨长FL	4.05/23w1d	体重[g]	571	羊水厚径	4.13	四腔心	V	四腔长骨	V

超声所见：
胎位横位。
胎儿心率：135次/分。
胎心胎动可见。
胎盘：位于宫底后壁。

超声诊断：
　　中孕、单活胎（超声孕周：23周0天）

备注：　　　　　　　　　　　超声医学影像工作站IU Elite

录入员：　　　诊断医师：王　　　　时间：2016年11月16日 09:22

备注：因孕周、胎儿体位、羊水量、母体因素等会影响超声检查，胎儿有些脏器不能清晰显示，请知情了解。

胎动是什么感觉

胎动的感觉很神奇，最初胎动的感觉可能会在 18 ~ 20 周出现，刚开始的胎动若有若无，像是蝴蝶在扇动翅膀或鱼在游泳一般，常被误以为是消化不良、胀气或饥饿所致。慢慢地，就会感觉到宝宝的胎动变得越来越有劲，也越来越有规律了。随着宝宝的发育，会感觉到宝宝胎动时的拳打脚踢，幅度也会变得越来越大。如果是二胎，那么孕妈妈可能在 16 ~ 18 周甚至更早期就感觉到胎动。

宝宝的胎动有 4 种模式

1. 全身性运动：整个躯干的运动，如翻身。这种运动力量比较强，而且每一下动作持续的时间比较长，一般为 3 ~ 30 秒。

2. 肢体运动：伸伸胳膊、扭一下身子等，每一个动作持续时间一般为 1 ~ 15 秒。

3. 下肢运动：感觉到的宝宝的踢腿运动。动作很快，力量比较弱，每一次胎动持续时间一般在 1 秒以内。

4. 胸壁运动：短而弱，一般孕妈妈不太容易感觉到。

胎动有哪些规律

孕 16 ~ 20 周，胎动不剧烈，孕妈妈感觉比较微弱且不明显，位置靠近下腹中央。

胎宝宝有将近 75% 的时间处于活动状态，是可以测得胎动的。

根据研究，胎动分为睡眠期与清醒期，睡眠期又分为安静睡眠期及活动睡眠期。5 个月的胎宝宝在孕妈妈体内的时间，将近 25% 为安静睡眠期，60%～70% 为活动睡眠期，其余时间则为清醒期。

温馨提示：

　　胎宝宝没有白天和黑夜的分别，他们的睡眠周期约为半个小时左右，并不是和成人一样的睡眠周期。这也是为什么有许多孕妈妈会在晚上因胎宝宝动得厉害而无法入睡的原因。

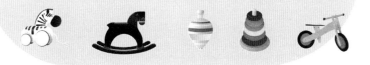

　　胎宝宝最活跃的时间在晚上，一方面胎宝宝此时比较有精神，另一方面孕妈妈通常在这个时间能静下心来感受宝宝的胎动，所以会觉得动得特别多。吃饭以后，孕妈妈体内血糖升高，宝宝也"吃饱喝足"有力气了，所以胎动会变得比饭前要频繁。抚摸肚子的时候宝宝最喜欢的游戏就是踢肚皮，当爸爸或妈妈抚摸肚皮的时候胎宝宝会很高兴地回应一下，妊娠的周数越大，胎动越活跃。听音乐的时候受到音乐的刺激，胎宝宝会变得喜欢动，这是传达情绪的一种方法。当有人对着肚子说话的时候，胎宝宝会有回应，用胎动的方式表达自己的感觉。洗澡时孕妈妈会觉得比较放松，这种情绪会传达给宝宝，宝宝就比较有精神。

如何数胎动

目前国内外均采用 12 小时胎动计数，即早、中、晚固定时间各数 1 小时胎动数，3 次相加的总数乘以 4，即为 12 小时胎动数。一般胎动 ≥ 3 次 / 小时，12 小时胎动在 20 次以上为正常。若胎动 ≤ 3 次 / 小时，12 小时胎动 ≤ 20 次就有异常的可能，如果 12 小时胎动少于 10 次或少于平时胎动平均数的 50%，则提示胎儿缺氧，所以一旦胎动减少，需立即就医。

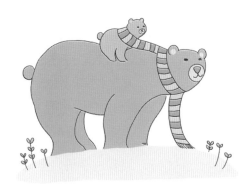

孕期注意补铁防贫血

缺铁的症状

轻度缺铁会使孕妈妈感觉疲倦，比较严重的缺铁会导致缺铁性贫血，使孕妈妈食欲不振、烦躁不安、精神萎靡、疲乏无力、心慌气短、头晕眼花、耳鸣、记忆力减退等等。

缺铁的危害

孕妈妈的血容量会有所增加，但红细胞增加的速度则较慢，通俗地说，就是孕妈妈的血液被稀释了，所以孕妈妈出现不同程度的贫血是普遍现象。妊娠期出现贫血，可诱发妊高征，严重时还可能影响孕妈妈的心脏功能，危及母子生命安全。

孕妈妈如果因缺铁导致贫血，还有可能会使胎宝宝肝脏内储存的铁量不足，出生后会影响婴儿早期血红蛋白的合成，导致新生儿贫血。

孕妈妈每天需要多少铁

一般成人每日需摄取 15 毫克左右的铁，由于孕期会有 30 毫克的铁从母体输送给胎宝宝和胎盘，形成胎宝宝血红素并贮存起来，以备胎宝宝出生后使用，所以孕妈妈每天要比一般人增加 30 毫克的摄取量，也就是一天需要 45 毫克的铁才能满足孕妈妈自身与胎宝宝的所需。

孕妈妈出现缺铁后如何补铁

1. 多吃含铁食物。动物的肝脏、鸡血、鸭血、肉类和鱼类中所含的铁能够与人体内的血红蛋白直接结合，生物利用度较高，是铁的最佳来源。如猪肝，每 100 克含铁 25 毫克，吸收率高，最好每周能吃 2 ～ 3 次，每次 100 ～ 150 克。另外，可经常吃些瘦肉、海带、紫菜、莲子、豆制品、虾米等含铁丰富的食物。在饮食中补充铁的同时，应注意补充蛋白质。因为血红蛋白的生成不仅需要铁，也需要蛋白质，只有补充足量的蛋白质才能提高补铁的效果。已出现贫血的孕妈妈除调整饮食外，还应服铁剂治疗，剂量遵照医嘱。严重者还应多次少量输血，将血红蛋白纠正到 8 克 /100 毫升以上。

2. 多吃有助于铁吸收的食物。水果和蔬菜不仅能够补铁，含的维生素 C 还可以促进铁在肠道的吸收。因此，在吃富铁食物的同时，最好多吃一些水果和蔬菜。此外，鸡蛋最好和肉同时食用，以提高鸡蛋中铁的利用率。或者鸡蛋和番茄同时食用，番茄中的维生素 C 可以提高铁的吸收率。注意像牛奶、咖啡、茶等会妨碍人体对铁的吸收，最好不要和含铁丰富的食物一起吃。

并不是所有含铁量丰富的食物都能补铁。菠菜的含铁量很高，其中大部分铁都不能被人体吸收。同样的食物还有深绿色的蔬菜、黑木耳、黑米等，虽然含铁量很高，但必须要经过胃酸分解后，还原成亚铁离子才能被吸收，生物利用率低，并不是补铁的最佳食物来源。

3. 建议多用铁锅炒菜。尽量使用铁锅、铁铲，这些传统的炊具在烹制食物时会产生可溶性铁盐，容易让肠道吸收铁。

4. 在医生指导下补充铁剂。可以根据医生的处方口服小剂量的铁剂。如果服用铁剂会使你肠胃不舒服，可以把一次服用的量分成多次来服用，以减少对胃肠的刺激。

促进铁吸收的食物

1. 糖类：一般果糖、黑糖等糖类都具有促进铁质吸收的效果，但由于食用过多的糖分会导致体重增加，造成肥胖，甚至引起妊娠糖尿病或高血压等，所以，可以改变烹调方法，如将含铁丰富的食物做成糖醋口，可避免大量摄入糖分。

2. 有机酸：柠檬酸、乳酸等有机酸类能促进人体吸收铁质，如柠檬、番茄、葡萄柚等水果，都可搭配高铁食物一起食用。

3. 肉类：食用肉类，无论红肉（牛肉、羊肉）或白肉（鱼肉、鸡肉），只要与高铁食物一同食用，都可以促进铁的吸收。

4. 维生素C：柳橙、樱桃、葡萄柚、柠檬等水果均含有丰富的维生素C，孕妈妈们不妨在食用完高铁食物后搭配此类水果，以促进铁的吸收。

抑制铁吸收的食物

1. 单宁酸：单宁酸会与铁质结合后沉淀，阻碍人体对铁的吸收。常见的富含单宁酸的食物有茶、咖啡、红酒等，它们不宜与高铁食物一起食用。

2. 草酸：菠菜、巧克力、茶与花生等是常见富含草酸的食物，草酸本身会与铁质作用而相互抵销，导致真正进入体内的铁质较少，不适宜与高铁食物一同食用。

3. 植酸：主要存在于麦片、燕麦与荞麦等谷物中，由于植酸会与铁结合，降低人体对铁的吸收率，所以要避免同时食用。

4.磷酸：会阻碍铁的吸收。最常接触的磷酸多半来自碳酸饮料（比如可乐）。所以，孕妈妈在吃富含铁质的食物时，不要搭配可乐。

5.豆浆：黄豆中的蛋白质会阻碍人体对铁的吸收。孕妈妈如果正在补铁，豆浆就少喝为妙了。

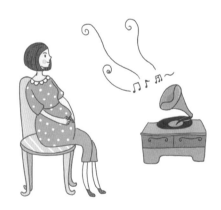

第一次胎动后 就可以进行胎教

感觉到第一次胎动后，就可以进行胎教训练了。胎宝宝出现第一次胎动，标志着胎宝宝的中枢神经系统已经分化完成；胎宝宝的听力、视力开始迅速发育，并逐渐对外界施加的压力、动作、声音做出相应的反应，尤其对孕妈妈的血液流动声、心音、肠蠕动声等更为熟悉。胎宝宝对来自外界的声音、光线、触动等单一刺激反应更为敏感。若在胎宝宝神经系统飞速发展的阶段，给予胎宝宝各感觉器官适时、适量的良性刺激，就能促使其发育得更好，为出生后早期教育的延续奠定良好的基础。

全方位胎教开始啦

1. 听觉训练：胎宝宝的听力迅速发育，应该有意识地对胎宝宝进行相应的听觉训练。

2. 触觉与动作协调训练：5个月的胎宝宝神经系统发育迅速，对触觉与力量很敏感。对胎宝宝进行动觉、触觉训练，触摸或按摩孕妈妈腹部，建立与胎宝宝的触摸沟通，通过胎宝宝反射性的躯体蠕动，促进其大脑功能的协调发育，尤其有助于宝宝未来的动作灵活性与协调性。经过抚摩训练的胎宝宝，肌肉比较发达，对外界环境的刺激反应也较灵敏，出生后翻身、爬行、站立、行走等动作的发展都比没有进行胎教的宝宝早些。

3. 营养胎教：孕妈要合理饮食，营养全面，食品多样，饮食规律，进食适量。

4. 情绪胎教：孕妈妈的情绪直接影响自己的内分泌，会使胎宝宝受到或优或劣的影响。所以应尽量创造一个温馨舒适的居家环境，避免收看情节紧张的电视节目或广播，过有规律的生活，忘记烦恼和忧愁。请记住，孕妈妈的生活和情绪与胎宝宝的健康成长密不可分。

5. 音乐胎教：对胎宝宝的智力开发有好处。音乐是孕妈妈与胎宝宝建立感情的纽带。悠扬、动听、悦耳的轻音乐能使孕妈妈得到美的享受，给胎宝宝宁静感，可使胎宝宝心律平稳，从而改善胎盘的供血状况，促进发育。音乐的节律性振动对胎宝宝的脑发育也是一种良好的刺激。

6. 语言胎教：胎宝宝不断接受语言波的信息，可使其空白的大脑增加"音符"。

7. 呼唤胎教：又可称为"母儿对话"，是孕妈妈及准爸爸与胎宝宝之间的语言沟通。一般从孕 20 周开始，此时，胎宝宝的听觉功能已经完全建立。孕妈妈可以将日常生活中的事情，像讲故事一样讲给胎宝宝听。同样，准爸爸经常与胎宝宝进行交流有助于建立深厚的父子或父女关系。

不要陷入胎教误区

◎ 听胎教音乐时能 "一心二用" 吗

有的孕妈妈听音乐时喜欢做点别的，或看杂志、看电视，或在厨房里忙活，纯粹将胎教音乐作为日常活动的背景音乐。孕妈妈这样听音乐并不能很好地起到胎教的作用。真正的胎教音乐是给肚子里的宝宝听的，孕妈妈的感知就是胎宝宝的感知，这才是音乐胎教的真谛。听胎教音乐时，"一心二用"是没有效果的，只有静下心来用心听、用心感知才能传递给胎宝宝。

◎ 世界名曲都适合胎教吗

胎教音乐的选择很重要。研究表明，经过医学、声学测试，在频率、节奏、力度等方面，符合听觉生理要求的音乐才能起到胎教作用。对于孕妈妈和胎宝宝，主要以听轻柔舒缓的音乐为佳，有些世界名曲节奏太快，会引起胎宝宝紧张，并不适合作为胎教音乐。

◎ 胎教音乐听得越多越好、声音越大越好吗

一些孕妈妈会直接将音乐播放器贴在肚皮上，让胎宝宝自己听音乐，有时也会将电脑、IPAD、手机打开播放音乐。无论采用哪种形式，要注意时间不要太长、音量不要太大。如果听得时间过长或频率太高，可能造成孕妈妈及胎宝宝疲劳，而音量过大则会损伤胎宝宝的大脑和听觉。

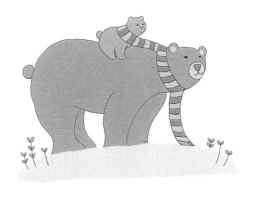

怀孕 5 个月孕妈妈常见问题

明明白白做超声检查

做黑白 B 超还是彩超

很多孕妈妈在做产检时都接触过黑白 B 超和彩超这两个词，有时医生会开黑白 B 超，有时会开彩超。建议孕妈妈如果经济条件允许的话，应该选择彩超。因为彩超比黑白 B 超具有更高的分辨率，能够帮助医生看出胎宝宝整个血供的情况，清晰地了解胎盘和脐带的供血情况。更高级一点的，如三维、四维彩超能够把胎宝宝的结构显示得更加清楚，三维、四维彩超是用普通彩超观察，然后通过仪器中的转换软件将观察到的平面图像转成三维、四维立体图像，由于其分辨率比一般的彩色多普勒超声诊断仪高，因此被广泛地应用于产前胎儿畸形筛查。

做超声检查需要憋尿吗

妊娠 3 个月（即 12 周）以前，需要憋尿，这是由于此时子宫还没增大，还在盆腔里面，需要通过憋尿后增大的膀胱，才能更好地看到子宫的全貌；到了妊娠 12 周以后，就不用再憋尿了，但是如果医生怀疑有前置胎盘，还是需要通过憋尿来看胎盘的位置。

超声检查不是万能的

超声检查能看出大部分的异常情况，但超声检查也不是万能

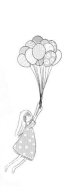

的。一般来说，严重的畸形通常容易被发现，但是有些情况超声检查时也可能看不出来。像脊柱裂、四肢不全等畸形一般可以发现，但新生儿耳聋、白内障等就无法监测出来。

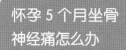

怀孕 5 个月坐骨神经痛怎么办

怀孕 5 个月，胎宝宝的重量会给孕妈妈的背部增加压力，并且挤压到坐骨神经，所以会导致孕妈妈腰部以下到腿的位置产生刺痛感。另外，妊娠期一直存在的水肿也是一个很重要的原因，静脉回流不畅，水分不容易回流到心脏，就容易压迫坐骨神经，导致疼痛的产生。

以下方法可以帮助孕妈妈缓解坐骨神经痛：

1. 用热毛巾或热水袋热敷半小时，可减轻疼痛。

2. 不要搬挪重物，以免扭伤腰部，引发坐骨神经痛。

3. 要保持正确的站姿或坐姿，不要久坐或久站，要经常变换姿势，活动四肢。孕妈妈不要长时间在家里坐着，适当地活动可以减轻坐骨神经痛。

4. 可以将椅子调到合适的高度，将椅背调到最舒服的角度，坐下的时候，背后放一个靠垫来支撑脊柱。

5. 采用正确的睡姿，可以在两腿间垫个枕头，减轻压力。

6. 可以通过一些简单的按摩手法，缓解肌肉及关节疲劳。

7. 平时不要走太多的路，不要穿高跟鞋，以免腰椎疲劳。无论是从安全性，还是说缓解坐骨神经痛来说，质地柔软的平底鞋更适合孕妈妈。

8. 保护好双脚和双腿，避免着凉引发坐骨神经痛。

一般情况下，大多数孕妈妈分娩后，坐骨神经痛都会减轻并自愈。

温馨提示：

1. 孕前腰椎间盘突出造成坐骨神经痛的孕妈妈，最好不要在怀孕期间做 X 线检查。

2. 不要自行服药，用药不当可能对胎宝宝发育不利。如果疼痛比较严重，应该去医院诊治。

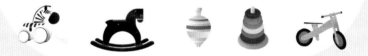

不可轻视的孕期腹泻

孕妈妈腹泻是非常危险的，有可能导致流产或早产。要了解腹泻的原因，对症下药。常见的腹泻原因是肠道感染，致病微生物有沙门菌、痢疾杆菌、病毒及原虫等，夏天腹泻还应想到是否是食物中毒。

如果孕妈妈腹泻，要注意观察，不可大意。

1. 暂时不要吃油腻、辛辣的食物，可以先吃一些易消化的稀饭、面条等。

2. 如果胎宝宝出现异常，应马上到医院就诊，不可大意，以防耽误病情导致流产或早产。

3. 如果排除了流产或早产的可能，可以根据腹泻的程度慎重

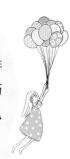

用药，最好咨询医生。

4.经过治疗，一般在 24～96 小时后，孕妈妈会恢复正常排便。倘若腹泻症状没有缓解，还应进行其他粪便细菌学培养和药物敏感试验，同时进行肠道原虫与寄生虫检查。谨慎进行纤维乙状结肠镜检查。

温馨提示：

孕妈妈腹泻时饮食上要注意什么

1.多喝水。腹泻时由于大量排便，会导致身体严重缺水和电解质紊乱，必须补充大量的水分。含有氯化钠、氯化钾和葡萄糖、枸橼酸钠的补液盐是理想的选择，能补充体内流失的葡萄糖、矿物质，调节钾、钠电解质，水分酸碱平衡；而胡萝卜汁、苹果汁、西瓜汁等不仅能补充水分，还可以补充必需的维生素。

2.喝米汤。米汤有益于治疗腹泻。用 3 杯水加半杯糙米煮 45 分钟，过滤后喝。同时，吃软米饭也可帮助粪便成形，并提供维生素 B。

3.避免下列食物。腹泻时，不要吃豆类、甘蓝、苹果、梨子、李子、玉米、燕麦、马铃薯等。避免喝碳酸饮料，饮料中的气体会使孕妈妈的腹泻加重。

孕5个月，准爸爸干点啥

自从孕妈妈肚子里有了宝宝，就成了重点对象，坐车有人让座，产检有人陪同，孕妈妈的变化一目了然，而准爸爸的变化却只有自己知道。要考虑诸多事情，比如宝宝应该在哪家医院出生，孕妈妈每天上下班是否再挤公车，经济上的压力明显增加，等等。对于后代，要对他负责，要把他培养成人，要让他健康、上好的学校、有发展、有精彩的人生，这一切都要从现在开始打算，准爸爸的压力也很大。

此外，为了要让孕妈妈保持心情愉快，还要创造和谐的家庭氛围；孕妈妈身体不适时，准爸爸要及时关心与照顾；必要时要"牺牲"自己的业务应酬和兄弟聚会，准时回家陪孕妈妈吃饭、散步；和孕妈妈一起参加"孕妇学校"或"产前辅导班"；出门前帮孕妈妈系好鞋带，半夜孕妈妈腿抽筋了，帮她揉一揉；有烟瘾的准爸爸只能偷偷在阳台和走廊里过过烟瘾。

所有这一切，都可能给准爸爸带来压力和焦虑。所以，准爸爸应学会调节，用平和的心态对待做爸爸这件事，把宝宝定位为一个普通人，不要没定太高的标准和期待，压力自热会小很多。此外，不妨通过和妻子一起合理饮食，适当运动、规律休息，让自己的健康状况更好，有了健康，驾驭生活的能力也会更强。愿所有的准爸爸都能充满自信地完成角色的转变。

温馨提示：

需要提醒孕妈妈的产检注意事项

1. 最好穿着宽松的衣服，下装最好穿裙子或易穿脱的裤子，方便检查。

2. 带上医疗证件、母子健康手册与笔。

3. 若要进行血液检查项目，需提前了解是否需要空腹检查，并带上一些食物，检查后可进食，补充体力。

4. 做完检查后可能会有轻微出血的情况，所以最好准备好卫生巾，以备不时之需。

5. 最好在家人的陪伴下进行产检。

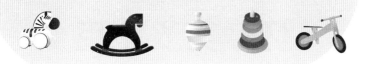

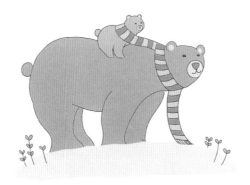

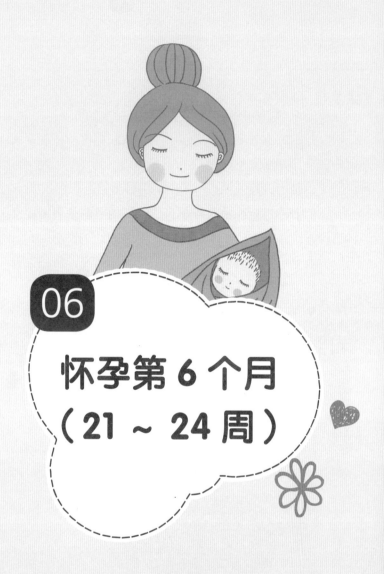

06

怀孕第6个月
（21 ~ 24周）

你最该知道，医生在门诊没空细说的

本月孕妈妈经常会觉得呼吸急促，特别是上楼的时候，这是因为日益增大的子宫压迫了肺部。由于孕激素的作用，你的手指、脚趾和全身关节韧带变得松弛，行动有点迟缓和笨重，这是正常的，不必担心。如果你开始感觉到子宫的肌肉每隔一段时间会收紧，不必担心，这并不是快要生产的征兆，这些不规则、通常无痛的收缩也称为假宫缩，在孕中期出现是非常普遍的现象。

喜宝妈真实经历，帮你少走弯路

这个阶段，你可能胃口相当好。在家里，也成了众星捧月的对象，备受关怀和照顾。不过，记得饮食要均衡，适量就好，切忌暴饮暴食和过分补充营养，因为过量饮食无论对妈妈还是宝宝都是有害的。整个孕期体重增加12.5kg左右比较好，你可以买个体重秤，注意科学地控制孕期体重。

预习一下，怀孕 6 个月可能会做的检查

1. 常规产科检查：血压，体重。

2. 腹部检查：宫底高度、腹围。主要是看子宫的增大情况与孕周是否相符。

3. 胎心检查：听胎宝宝的心跳。

4. 血常规及尿常规。

5. 重点项目：糖尿病筛查。

孕期糖尿病筛查，你做了吗

当心糖尿病盯上你

孕妈妈患糖尿病的，一种是孕前已经患糖尿病，孕后病情加重；另外一种是怀孕前未患糖尿病，怀孕期间形成糖尿病，即妊娠期糖尿病。妊娠期糖尿病对孕妈妈及胎宝宝的危害是多方面的，严重者可威胁母婴的生命安全。目前妊娠期糖尿病有逐年增加的趋势，这与现代人的生活方式和饮食习惯有关。糖尿病筛查预测妊娠期糖尿病的敏感性可达 90%，筛查安全简便，费用不高，孕妈妈比较容易接受，是常规的产前检查项目。

糖尿病筛查到底怎么查

一般糖尿病筛查在孕24周后进行。

◎ 葡萄糖耐量试验（OGTT）

试验前空腹12小时，先空腹抽血查血糖，然后将葡萄糖粉75克溶于300ml水中，5分钟内喝完，喝第一口开始计时，1小时、2小时抽血查血糖，正常值标准为：空腹血糖5.1mmol/L，服糖后1小时血糖10.0 mmol/L，服糖后2小时血糖8.5mmol/L，其中有1项及以上超过正常值，则可诊断为妊娠期糖尿病。

温馨提示：

1. 做糖尿病筛查前一天最好吃清淡素食，巧克力、可乐、荔枝、甘蔗等含糖量较大的食物最好别吃。

2. 前一天晚上8点以后不要进食，水也少喝。

3. 喝糖水的时候不要太快，慢慢喝，一点一点地喝，不要一口喝完，要在3～5分钟之内喝完。

糖尿病筛查单

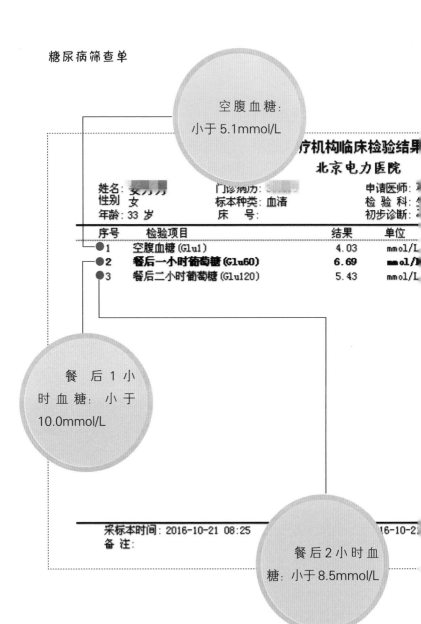

空腹血糖：
小于 5.1mmol/L

餐后 1 小时血糖：小于 10.0mmol/L

餐后 2 小时血糖：小于 8.5mmol/L

疗机构临床检验结果

北京电力医院

姓名：　　　　　　门诊病历：
性别　女　　　　　标本种类：血清
年龄：33 岁　　　床　号：

申请医师：
检验科：
初步诊断：

序号	检验项目	结果	单位
1	空腹血糖(Glu1)	4.03	mmol/L
2	餐后一小时葡萄糖(Glu60)	6.69	mmol/L
3	餐后二小时葡萄糖(Glu120)	5.43	mmol/L

采标本时间：2016-10-21 08:25　　　　16-10-2
备注：

产科糖耐量（门）

No:529323

产科门诊

期: 2016-10-21

提示

10

89 ↓

78

2016-10-21 13:45

审核者 李寿

预防妊娠期糖尿病，控制体重很重要

目前已知体重增加过快的孕妈妈患妊娠期糖尿病的概率更大，这是由于孕妈妈的能量摄入大于能量消耗所致。妊娠期糖尿病是发生巨大儿的危险因素，继发羊水过多、早产、巨大儿及妊高征，故手术产率也相应增加。出生的新生儿并发症也增多，如高胰岛素血症、低血糖、高胆红素血症等，因为新生儿出生后来自妈妈体内的糖源中断，可导致一过性低血糖。高胰岛素及高血糖可使胎儿体内代谢增加，出生后大量红细胞被破坏可导致高胆红素血症。及时对孕妈妈的血糖进行监测和治疗，可降低孕产妇和围产儿的患病率。

怀孕6个月，
羊水多少算合适

　　羊水量的多少，是评估孕程正常与否的重要指标。但隔了一层肚皮，我们实在很难准确地评估羊水的多少。医院大多是通过B超来了解羊水量的状况，采取"羊水指数法"来确定羊水量是否正常。

评估羊水多少的指标：羊水指数

　　医生将子宫分为四个象限，分别量每个象限中羊水的最大深度，再相加求其总和。总和值在8～24厘米属于正常状态，小于8厘米为可疑羊水过少，小于5厘米为羊水过少，大于24厘米则为羊水过多。

警惕羊水过少

◎ 羊水少是什么原因造成的呢

　　羊水过少是胎宝宝异常或孕妈妈潜存疾病的重要表现。即使当时胎宝宝没有异常，等出生后，此类新生儿的周期性患病率和死亡率也比一般婴儿高。因此，当出现羊水过少时，应立即找出病因。

　　羊水过少可能和以下原因有关：

　　（1）妈妈方面：孕妈妈存在水分摄取不足、低容积血症、药物影响、妊娠高血压等状况。

　　（2）胎宝宝方面：妊娠早破水、胎儿生长迟滞、胎儿过期过熟、胎儿异常（如胎儿泌尿系统异常）、胎盘功能不足。

（3）其他方面：医疗导致。比如用药物治疗某些疾病导致的。

（4）没有原因。特发性。

◎ 羊水过少怎么治疗

羊水过少合并有胎儿生长迟滞，那就考虑提前生产，可能存在某种程度的胎儿窘迫，继续怀孕无法确保安全。

长期羊水过少也会使胎宝宝受压迫，产生畸形，因此必要时还应该给予羊水灌注，增加羊水量。

羊水过多也不好

正常妊娠时的羊水量随孕周增加而增多，最后2～4周开始逐渐减少，妊娠足月时羊水量约为1000ml（800～1200ml），凡在妊娠任何时期内羊水量超过2000ml者，称为羊水过多。多数孕妈妈羊水增多较慢，在较长时期内形成，称为慢性羊水过多；少数孕妈妈在数日内羊水急剧增加，称为急性羊水过多。

慢性羊水过多，发病缓慢，孕妈妈比较适应，症状较轻，但子宫高度膨胀时，有压迫症状；急性羊水过多患者，常产生严重的压迫症状。

羊水过多的主要危害：

（1）腹部胀痛明显、导致孕妈妈消化不良；

（2）子宫增大后使膈肌上升、心脏移位，影响孕妈妈的心肺功能，出现呼吸急促、心悸、脉速，不能平卧；

（3）因子宫张力过高，腹腔压力高、静脉回流受阻，出现外阴及下肢水肿、静脉曲张。还容易发生早产和胎膜破裂，胎膜早破时大量羊水迅速流出，子宫骤然缩小，易引起胎盘早剥。脐带可能随羊水冲出而致脐带脱垂。产后还可能因宫缩乏力而致产后大出血。

医生给羊水过多的妈妈做腹部检查的话，会看到腹壁紧张，皮肤发亮，腹部膨大显著大于妊娠月份，宫底高度及腹围大于正常妊娠。触诊有液体震动感，胎位异常，多扪不清，胎心遥远或听不清，胎头浮沉感明显。

 # 警惕妊娠期高血压

妊娠期高血压疾病是很常见的，又因常合并产科出血、感染、抽搐等，是孕产妇及围生儿死亡的主要原因。轻者可无症状或轻度头晕，血压轻度升高，伴水肿或轻度蛋白尿；重者头痛、眼花、恶心、呕吐、持续性右上腹痛等，血压升高明显，蛋白尿增多，水肿明显，甚至昏迷、抽搐。

妊娠期血压疾病包括哪些

1. 妊娠期高血压：血压 ≥ 18.7/12kPa（140/90mmHg），妊娠期出现，并于产后 12 周内恢复正常；尿蛋白阴性；可有上腹部不适或血小板减少。产后方可确诊。

2. 子痫前期：妊娠 20 周后出现 ≥ 18.7/12kPa（140/90mmHg），且尿蛋白 ≥ 300mg/24 小时或（+）。可伴有上腹部不适、头痛、视力模糊等症状。

3. 子痫：孕产妇抽搐不能用其他原因解释。

4. 慢性高血压病并发子痫前期：高血压女性在孕 20 周前无蛋白尿，孕 20 周后出现尿蛋白 ≥ 300mg/24h；或孕 20 周前突然出现尿蛋白增加、血压进一步升高或血小板减少。

5. 妊娠合并慢性高血压病：妊娠前或孕 20 周前发现血压升高，但妊娠期无明显加重。或孕 20 周后首次诊断高血压，并持续至产后 12 周后。

妊娠高血压怎么治疗

1. 一般处理：休息，密切监护母儿状态，间断吸氧，饮食包括充足的蛋白质、热量，不限盐和液体，对全身水肿者适当限盐。

2. 解痉：硫酸镁为治疗妊高征的首选药物，应监测血镁浓度，使用硫酸镁的注意尿量、膝反射和呼吸。

3. 扩张血容量：一般不主张应用扩容剂，仅用于严重的低蛋白血症、贫血。可选用白蛋白、血浆和全血。

4. 降压：多选用肼苯哒嗪、柳胺苄心啶、硝苯地平、甲丙脯酸、血管扩张素转换酶（ACE）抑制剂、硝普钠、哌唑嗪等。

5. 镇静：对于紧张、焦虑或睡眠不好者可给予镇静剂。对于重度子痫或子痫，需要用较强的镇静剂，防止子痫发作。经常使用的药物包括地西泮（安定）、安眠药物、阿米妥钠、吗啡、苯巴比妥及巴妥钠等。

6. 利尿：一般不主张应用，仅用于全身水肿、急性心衰、肺水肿或血容量过多伴潜在肺水肿者。

7. 子痫的治疗：控制抽搐，纠正缺氧和酸中毒，控制血压，抽搐终止后终止妊娠。

8.适时终止妊娠：引产适用于病情控制后、宫颈条件成熟者；剖宫产适用于有产科指征但宫颈条件不成熟、不能在短时间内经阴道分娩者，以及引产失败、胎盘功能明显减退或胎儿宫内窘迫者。

如何预防妊娠高血压

1.学习相关知识：孕妈妈们孕早期甚至是孕前就应主动了解关于妊娠高血压疾病的知识，提高警惕性。注意既往史。曾患有肾炎、高血压等疾病，以及上次怀孕有过妊娠高血压疾病的孕妈妈要在医生指导下进行重点监护。

2.重视产前检查：孕妈妈们一定要重视产前检查，并坚持定期检查，以便发现异常及时得到指导和治疗。妊娠早期应测量1次血压，作为孕期的基础血压，以后定期检查，尤其是妊娠晚期，应每周观察血压及体重的变化、有无蛋白尿及头晕等自觉症状，预防非常重要。

3.注意休息：孕妈妈每天的睡眠时间要在8小时左右，安静、清洁的环境有助于提高睡眠质量。心情要舒畅，精神要放松，并以侧卧位为佳，以增进血液循环，改善肾脏供血条件，有利于增加胎盘的血液供应，对宝宝有利。

4.及时纠正孕期异常情况：如发现贫血，要及时补充铁质；若发现下肢浮肿，要查找原因；血压高时要按时服药，症状严重时要及时住院治疗。

5.合理调整饮食：现已发现钙、镁、锌、维生素C、维生素E

的缺乏与妊娠高血压疾病的发生与发展有关。因此，合理的饮食对于预防妊娠高血压疾病也有一定的作用。①要注意调整自己的饮食，增加蛋白质和维生素的摄入。鱼类、大豆中都含有丰富的蛋白质，孕妈妈平时可多摄入，但肾功能异常的孕妈妈要适当控制，避免增加肾脏负担。②保证钙的摄入量，自孕20周起每日补钙可降低妊娠高血压疾病的发病率，还要保证每天喝牛奶、吃豆制品和海产品，并在医生指导补充钙剂。③保证适量的铁、锌的摄入，对预防妊娠高血压疾病也有一定的作用。④控制脂肪的摄入。每天要少吃动物脂肪，注意动物脂肪与植物脂肪比值应为1或小于1，不仅能为胎宝宝提供生长发育所需的必需脂肪酸，还可增加前列腺素的合成，有助于消除多余脂肪。⑤控制盐的摄入，饮食不要过咸，孕妈妈的食盐摄入量要适度，每天不宜超过4克，酱油不宜超过10毫升，不宜吃咸食，如腌肉、腌菜、腌蛋、腌鱼、火腿、榨菜、酱菜等，不宜吃用碱或苏打制作的食物。⑥多吃蔬菜和水果，保证每天摄入500克以上的蔬菜和水果，但要注意种类的搭配。

6. 保持心情愉快：孕妈妈平时精神放松、心情愉快对于预防妊娠期高血压疾病也有很大作用。

怀孕 6 个月孕妈妈常见问题

超声检查发现胎宝宝侧脑室分离

胎儿颅内侧脑室是左右对称的，属于胎儿脑脊液的循环系统，侧脑室内脉络丛分泌脑脊液，因此必然有脑脊液的流通。如果分离宽度不超过 10mm，不必过于担心，可以定期复查，多数情况下可吸收；如果宽度为 10 ~ 15mm，提示侧脑室扩张；宽度大于 15mm 才提示胎儿可能有脑积水。

超声检查出胎宝宝脉络丛囊肿

脉络丛囊肿是产生脑脊液的主要原因，一般在胎儿 10 ~ 12 周时，脉络丛几乎占据整个侧脑室，以后随着胎儿的成长逐渐缩小。有 1% ~ 2% 的胎儿可出现脉络丛囊肿，但约 90% 以上的在 26 周以后会消失。所以孕妈妈也不要过于担心会伤及胎儿，只要按照医生的要求定期去做复查就可以了。

超声提示胎宝宝肾积水

肾积水是尿路梗阻或膀胱输尿管反流，导致肾盂、肾盏内尿液潴留。在正常妊娠中，约 1% ~ 2% 的胎儿出现生理性肾积水，一般是由于黄体酮类激素使泌尿系统平滑肌松弛或者胎粪压迫输尿管所引起，一般肾盂扩张

<10mm，都属正常范围，不要担心，但一定要定期动态观察，如果是单侧积水等胎宝宝生下胎粪排出后来院再复查。孕妈妈也不用担心会扩张，因为过一段时间后复查可能就自行消失了。

超声检查出胎宝宝下腹部囊肿

胎儿下腹部囊肿，尤其是女性胎儿容易受母亲雌激素的影响促使胎儿卵巢发育引起异常囊肿，孕妈妈不要忐忑不安，更不要急于引产，要注意定期检查。

如果是女性胎儿下腹部囊肿，多属于卵巢囊肿，可以等出生后再做腹腔镜，把囊肿切除后完全可以恢复正常。

超声检查出胎宝宝心脏有小白点

胎儿心脏出现强回声，多数直径为1～2mm，多数为1个，个别出现两个的是胎儿早期心脏腱索发育过程中反差引起的，随着胎儿成长会逐渐消失，所以孕妈妈不必过于担心和不安。如果胎儿心脏的强回声没有消失的话，需要请医生再进行检查和诊断，确定胎儿心脏是否健康。

尿检白细胞高会影响胎宝宝吗

尿检白细胞高，说明尿路系统可能存在炎症感染。建议到医院做个血液常规检查，看是否存在其他状况。但最重要的是要多喝水，多排尿，用水来冲洗尿路，带走细菌和病毒等，如果没有其他什么症状，不用太担心，不会对宝宝有影响。

检查出妊娠期糖尿病，饮食上怎么控制

1. 每天主食 5 ~ 6 两，最多 7 两（生米），最好不吃面包、饼干等。

2. 多吃蔬菜，但淀粉含量较高的蔬菜应该计算到主食中，最好不吃白薯、粉条等。

3. 肉类一天 1 ~ 2 两，鸡鸭鱼兔，都可以。

4. 鸡蛋一天最多 1 个。

5. 牛奶可以适量喝。

6. 尽量减少油脂摄入，不喝含油较多的汤类。

7. 水果每天 1 ~ 2 个（4 两左右的一个），分 2 次吃，最好作为加餐吃。

8. 少食多餐，不吃甜食，多吃杂粮。

9. 餐后可以散散步，适度运动。

被诊断为妊娠高血压后怎样调养

妊娠高血压的调养与护理指导在于孕前的定期检查，及早发现病症，避免并发症的出现。若已经出现症状，遵医嘱用药，降压镇静，心理上积极治疗，避免对孕妈妈本身和胎宝宝造成不良的影响。

1. 注意调整饮食：减少水肿及血管内缺血，孕期应摄入足够的水分及富含纤维素的食物，维持高蛋白，补充尿中流失的蛋白质。

2. 睡姿也有讲究：左侧卧位，可使右旋子宫向左方移位，并解除对下腔静脉的压迫，有利于改善肾和胎盘的血液循环。

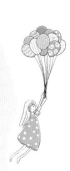

3. 心理调护很重要：孕妈妈要消除思想顾虑和焦急的情绪，保持身心平和、情绪稳定、愉快乐观，并积极配合治疗。家属要多陪伴，不要让孕妈妈产生孤独感。

孕妈妈在怀孕期间会出现腿部痉挛（俗称"抽筋"）的情况，且多在小腿部位。抽筋不是自然生理反应，提示身体可能存在某些异常。

经常发生小腿抽筋怎么办

◎ **小腿抽筋为什么多在夜间**

1. 体内钙缺乏：胎宝宝骨骼生长所需的钙全部依赖孕妈妈提供，因此，孕妈妈每天必须保证1200～1500毫克的钙摄入量。若孕妈妈钙摄入不足，必将造成血钙低下。而钙是调节肌肉收缩、细胞分裂、腺体分泌的重要因子，低钙将增加神经肌肉的兴奋性，导致肌肉收缩，继而出现抽筋。由于夜间血钙水平常比日间低，故抽筋多在夜间发作。

2. 肌肉痉挛：怀孕期间走得太多或站得过久，腿部肌肉负担增加，导致局部酸性代谢产物堆积，就会引起肌肉痉挛。睡眠时间过长，会造成血液循环减慢，使二氧化碳等代谢废物堆积，也有可能诱发肌肉痉挛。

3. 寒冷因素：冬季夜里室温较低，睡眠时盖的被子过薄或腿脚露到被子外；或睡眠姿势不好，如长时间仰卧，被子压在脚面，或脚面抵在床铺上，造成血液循环不良，也是引起抽筋的原因。

◎ **小腿抽筋怎么办**

（1）立即伸展小腿肚肌肉：伸直腿，从脚后跟开始，然后慢慢向胫骨（小腿内侧的长骨）的方向勾脚趾。虽然开始的时候可能会很疼，但是，这样做可以减轻痉挛，疼痛也会逐渐消失。

（2）试着按摩肌肉，或者用装着热水的瓶子热敷，可以放松痉挛的肌肉。

（3）来回走几分钟，对缓解小腿抽筋也可能有帮助。

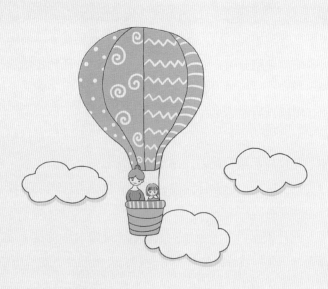

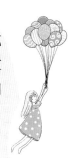

（4）如果不是偶尔的小腿抽筋，而是经常的肌肉疼痛，或者你的腿部肿胀或触痛，应该去医院检查。这可能是出现了下肢静脉血栓的征兆，需要立即治疗。虽然血栓很罕见，但是怀孕期间发生的危险会稍高些。

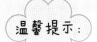

温馨提示：

怎样预防小腿抽筋

1. 避免长时间站着或双腿交叉坐着。

2. 白天经常伸展小腿肚肌肉，上床前也做几次。

3. 坐着、吃饭或看电视时，转转脚踝、动动脚趾。

4. 每天散步，除非医生建议你不要做运动。

5. 避免过度疲劳。采取左侧卧位，以改善你腿部的血液循环。

6. 白天经常喝水，保持体内水分充足。

7. 临睡前洗个温水澡，放松肌肉。

8. 有一些证据证明，与孕期维生素一起服用钙、镁制剂，会对一些孕妇小腿抽筋的症状有所帮助。但要先咨询医生，因为怀孕期间服用任何补充剂都应经医生同意。

如果准妈妈小腿抽筋非常严重，建议尽快就医治疗，以免延误病情！

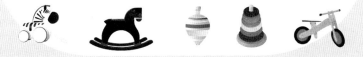

孕6个月，准爸爸干点啥

多和胎宝宝聊天

本月孕妈妈的情绪开始稳定下来，食欲也变好了。此时孕爸爸在关爱孕妈妈的同时。可多和胎宝宝说说话，增强一下父子之间的感情。除了日常打招呼外，在孕妈妈不舒服的时候，孕爸爸更要把手轻轻放在孕妈妈的腹部，轻声对宝宝说："乖啊，小宝宝，不然妈妈会很累的。"

孕爸爸坚持与胎宝宝对话。对胎宝宝的脑部发育是非常有利的。

为孕妈妈准备含铜丰富的食物

妊娠6个月的孕妈妈应补充身体易缺乏的营养素，既要注意营养全面，又要防止营养过剩。

从怀孕6个月到宝宝出生，孕妈妈和胎宝宝都容易缺铜，只有补充铜元素，才能保证胎宝宝肝脏的正常发育。另外，孕妈妈缺铜会引起胎宝宝大脑发育不良，造成胎宝宝畸形、先天性发育

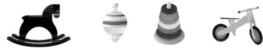

不足或缺铜性贫血等病症。因此，孕妈妈要不断地从天然食物中获取有效的铜元素，如多吃海产品、动物肝脏、粗粮、坚果、瓜子大豆、芝麻、葡萄干、扁豆、豌豆等。

学会这四招，安抚孕妈妈小事一桩

1. 脾气藏起来：孕妈妈的情绪在恐惧、焦虑、不安、恶劣时，一点鸡毛蒜皮的小事儿在她眼里都成为影响宝宝一生的大事时，总是埋怨饭菜不可口时，孕爸爸要知道，这是荷尔蒙惹的祸，不要迁怒于孕妈妈，尽量让着她，做个"出气筒"吧。

2. 幽默学起来：眼看着镜子中自己的腰围每天疯长，曾经的窈窕淑女不见了，孕妈妈难免伤心。细心的准爸爸一闻到空气中不和谐的味道，就该马上唤醒当年追求她时的幽默细胞，奉承拍马加花言巧语。

3. 倾听不要忘：孕妈妈由于受妊娠或分泌不适的影响，以及对宝宝健康状况的担忧，很容易出现情绪波动或情感障碍，遇到事情心情难免会烦躁不安。准爸爸一定要耐心地去了解孕妈妈的内心世界，耐心倾听，给孕妈妈以安慰和关怀，让她心情舒畅。时刻保持快乐心情的孕妈妈生的小宝宝一定也会很健康。

4. 减压不能停：宝宝是男孩还是女孩呢？孕妈妈开始担心这些问题了。别和孕妈妈讨论太多关于宝宝性别、长相的问题，合格的准爸爸会在这个时候安抚孕妈妈，告诉她："无论男孩女孩，全都喜欢。"

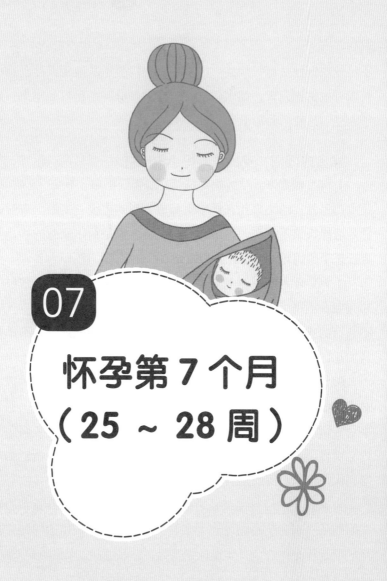

07

怀孕第 7 个月
（25 ~ 28 周）

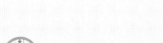

你最该知道，医生在医院没空细说的

现在你可能会感到有些疲惫，由于胎宝宝的增大，腹部越来越沉重，腰腿痛因而更加明显。另外随着腹部的不断增大，这时你会发现肚子上、乳房上会出现一些暗红色的妊娠纹，脸上的妊娠斑也明显起来。有的孕妇还会觉得眼睛发干、发涩、怕光，这些都是正常现象，不必过于担心。

喜宝妈真实经历，帮你少走弯路

怀孕7个月时，我的B超检查结果都挺正常，就是宝宝居然脐带绕颈一周！搞得我心情一下子不好了。医生说脐带绕颈是很正常的孕期现象，宝宝一直在变换位置，很可能会把脐带给绕出来。如果绕颈就要多注意胎动，不要偷懒，如果哪一天突然变少或突然变多就要马上到医院去检查。孕后期我们更要多关注宝宝！宝妈们一起加油吧！

预习一下，怀孕7个月可能会做的检查

检查的项目：体重、血压、宫底高度、腹围、血常规、尿常规、胎心率、产科B超检查。

1. 测体重：了解本月胎宝宝的生长情况。

2. 量血压：了解孕妈妈本身的状况，血压高会影响胎宝宝的生长发育。

3. 测量宫高、腹围：预估胎宝宝在孕妈妈体内的发育情况，以及是否有异常。

4. 血常规：检查贫血的情况，一旦发现贫血，要积极治疗。

5. 尿常规：检查尿液中是否含有蛋白、糖、酮体，镜检红细胞、白细胞，关注孕妈妈有无妊娠高血压疾病的出现。

6. 水肿检查：看孕妈妈的水肿情况严不严重，会不会引起其他疾病的出现。

7. B超检查：主要是看胎宝宝外观发育上是否还有问题。医生会仔细量胎儿的头围、腹围，看大腿骨长度，检视脊柱是否有先天性异常。同时知道羊水量的多少，了解胎宝宝生长发育情况，判断胎盘位置是否正常，还要观察胎宝宝生理活动情况。

怀孕 7 个月胎动异常 怎么办

胎动是表明胎宝宝存活的良好标志，也是对宫内缺氧最为敏感的指标。胎动计数是妊娠期监测胎儿宫内状况的一种简便方法，可长期使用。一般孕妈妈 28 周后应学会自数胎动：如胎儿连续运动完后算 1 次胎动，间隔再动又算 1 次，以此类推。由孕妈妈凭主观感觉分别逐日记录胎动计数。若发现胎动与往日比较过频或过少，都提示胎宝宝可能有宫内缺氧，应及时到医院检查。

胎动异常的表现

1.12 小时胎动少于 20 次，则为异常；少于 10 次，则表明胎儿有危险，在子宫内有缺氧现象。

2. 如果在一段时间内胎动超过正常次数，胎动频繁或无间歇地躁动，也是宫内缺氧的表现。

3. 胎动次数明显减少直至停止，是胎儿在宫内重度窒息的信号。

4. 异常胎动是因病理情况和功能障碍，如脐带绕颈较紧、胎盘功能障碍，或孕妇不正常用药及外界的不良刺激等，导致胎儿在子宫内缺氧。

当胎儿的生命受到威胁时，胎宝宝便出现异常的胎动，不仅表现在次数上，而且还体现在性质上，如强烈的、持续不停的推扭样的胎动或踢动，甚或是微弱的胎动，这些都是不祥之兆，应及时就诊。

胎动异常的原因

◎ 生理因素

（1）胎儿的"生物钟"。胎儿一般早晨活动最少，中午以后逐渐增加。傍晚6点至晚上10点胎动活跃。在一天之中，胎动有两个活跃高峰，一次是在晚上7~9点，一次是在晚上11点到第二天凌晨1点。

（2）孕妇的运动、姿势、情绪以及强声、强光和触摸腹部等，都可引起胎动的变化。另外，如果孕妇的坐姿或站姿令宝宝感到不适，胎动也会剧烈一些。

◎ 病理因素

（1）羊水量。羊水量减少时，胎动次数也减少。

（2）多种因素导致的胎儿宫内缺氧。胎动增多－胎动减少－胎动消失是胎儿宫内缺氧的一种表现，尤其需要注意。

（3）孕妈妈服用镇静剂或硫酸镁等药物也会影响胎动。

胎动异常的处理

1. 早上起床后就开始数胎动，达到10次后就不再数了。孕妈妈可以正常活动，但如果到晚上10点都没有数到有10次胎动的话，建议马上去医院检查。

2. 在晚上7~11点之间，测量宝宝的胎动次数，看看出现10次胎动所需要的时间。如果超过3小时，胎动次数还达不到10次的话，尽快去医院检查。

3. 孕妈妈在整个白天，大约早上8点到下午6点之间，能够有10次胎动的话就可以放心，否则也应尽快到医院检查。

孕 7 个月 B 超检查
胎盘成熟度的分级是怎样的

胎盘成熟度分级

0 级：胎盘未成熟；

1 级：胎盘基本成熟；

2 级：胎盘已经成熟；

3 级：胎盘已衰老。由于钙化和纤维素沉着，使胎盘输送氧气及营养物质的能力降低，胎儿随时有危险。

不同时期的胎盘成熟度也不同，因人而异，大致有以下情况：

妊娠中期（12 ~ 28 周）的胎盘 0 级；

妊娠晚期（30 ~ 32 周）的胎盘 1 级；

36 周以后的胎盘 2 级（比较成熟）；

38 周以后的胎盘 3 级（胎盘成熟）。

胎盘成熟度等级对胎儿有哪些影响

1.胎盘是供应胎宝宝营养的关键，胎盘过早成熟就说明胎盘老化，胎盘功能会不足，导致胎宝宝供氧不足，引起胎宝宝发育不良。同时医生还会建议做胎心监护，必要时需要住院治疗，如吸氧、输液补充营养等。

2.不是说胎盘越成熟越好，而是根据所处的孕期有相应的胎盘成熟度就好，胎盘早熟需要警惕发生胎宝宝宫内生长发育迟缓的可能。怀孕 38 周胎盘进入 3 级，标志胎盘成熟。注意胎宝宝宫内生长发育的情况。如果胎盘老化甚至钙化，给胎宝宝提供的能量和氧气越来越少，会引起胎宝宝宫内窘迫等状况。

孕7个月的超声检查发现脐带缠绕怎么办

脐带缠绕是脐带异常的一种，以脐带缠绕胎宝宝颈部为多见，是脐带异常中重要的类型之一。另有一种不完全绕颈者，称为脐带搭颈。其次为缠绕胎宝宝躯干及肢体，被孕妈妈们统称为脐带绕颈或脐带缠颈。脐带缠绕胎宝宝颈部发生率为 20% ~ 25%，其中脐带绕颈 1 周发生率为 89%，脐带绕颈 2 周发生率为 11%，脐带绕颈 3 周及以上者很少见，脐带缠绕胎宝宝躯干、肢体也比较少见。

脐带绕颈的原因

胎宝宝在孕妈妈体内活动，如果胎宝宝活动动作幅度过大，出现轻微翻滚现象，或者胎宝宝的胳膊和腿动了脐带，就有可能会发生脐带缠绕。

脐带绕颈时怎么办

1. 定期数胎动：孕妈妈养成每天数胎动的习惯，及早发现胎宝宝缺氧。每天早、中、晚固定一个孕妈妈自己方便的时间数 3 次胎动，每次数 1 小时。数胎动时可以坐在椅子上，也可以侧躺在床上。

2. 做好胎心监测：这是预测胎宝宝缺氧的有效方法，做胎心监测时，最好有家人的陪伴，遵医嘱进行定期的监测。

3. 适当活动：孕妈妈在孕期要做适当的活动，不能总是坐着不动，在活动时要避免过于猛烈，比如散步、游泳、体操等都不错，但一定要注意安全，要有家人的看护，尽量在安静的环境下活动。

4. 适当进行胎教：适当地给宝宝胎教，能避免宝宝在孕妈妈腹内活动猛烈。在进行胎教时要选择曲调优美的乐曲，比如钢琴曲、萨克斯、乡村音乐等，节奏不宜过强，声音不要过大，时间不能过长，次数不要过多。

5. 多休息：孕妈妈一定要保持足够的休息，良好的睡眠习惯，有助于胎宝宝养成较好的活动规律，避免胎宝宝长期处于过度兴奋、活跃状态，就会大大减少脐带绕颈的危险。

当然，脐带绕颈也不排除发生意外的可能性。如果脐带绕颈过紧可使脐血管受压，导致血液循环受阻或胎宝宝颈静脉受压，使胎宝宝脑组织缺血、缺氧，造成宫内窘迫甚至死胎、死产或新生儿窒息。这种现象多发生于分娩期，如同时伴有脐带过短，往往在产程中影响先露下降，导致产程延长，加重胎宝宝缺氧，危及胎宝宝生命安全。

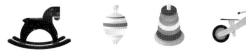

孕 7 个月的早产监测有何意义

早产是指妊娠满 28 周至不满 37 周间的分娩。此时娩出的新生儿称早产儿，体重一般为 1000 ~ 2499 克。国内早产的发生率占分娩总数的 5% ~ 15%。约 15% 的早产儿因并发症死于新生儿期。近年来由于早产儿治疗和监护手段的进步，生存率进一步提高，伤残率明显下降。早产儿各器官发育尚不够健全，出生孕周越小，体重越轻，其预后越差。

早产的病因

1. 胎膜早破，绒毛膜羊膜炎。

2. 下生殖道及泌尿系统感染。

3. 妊娠合并症和并发症。如妊娠高血压和妊娠糖尿病等。

4. 子宫过度膨胀及胎盘因素。比如双胎或多胎等。

5. 子宫畸形。双子宫或子宫纵隔等。

6. 宫颈内口松弛。宫颈功能不全或多次流产等。

早产的表现

最初为不规律宫缩，伴有少量阴道出血或血性分泌物，以后发展为规律宫缩，20 分钟不少于 4 次，持续不少于 30 秒。

早产的治疗

1. 一般治疗：卧床，吸氧等。

2. 药物治疗：宫缩抑制剂，控制感染，预防新生儿呼吸窘迫综合征。

3. 分娩处理：临产后慎用呼吸中枢抑制药；会阴侧切以预防早产儿颅内出血。

早产的预防

1. 定期产前检查，积极治疗泌尿生殖道感染，孕晚期节制性生活，以免胎膜早破。

2. 加强高危妊娠管理，积极治疗妊娠合并症和并发症，预防胎膜早破和亚临床感染。

3. 宫颈内口松弛者，妊娠14～18周行宫颈内口环扎术。

检测早产的指标

1. 经阴道超声测量宫颈长度：正常孕妇的宫颈长度整个孕期均>30mm，经产妇稍长于初产妇。宫颈长度的检测对于早产有预测价值。有症状的先兆早产孕妇如果宫颈长度 ≥ 26mm，则发生早产的风险极小。

2. 测定胎儿纤维结合蛋白：胎儿纤维结合蛋白（fFN）是胎盘绒毛蜕膜组织合成的一种蛋白质。fFN 检测取样前避免阴道指检、避免作阴道超声、24 小时内不能有性交史、避免血污染、羊膜囊必须完整。如果 fFN 检测结果是阴性，基本排除 10 天内早产分娩的可能性，孕妈妈可以在检查 2 周后，再次进行 fFN 检测。如果 fFN 检测结果是阳性，发生早产分娩的可能性增加。

孕7个月发现胎位不正怎么办

胎位不正对分娩有哪些影响

胎位是指胎儿先露的指定部位与母体骨盆前、后、左、右的关系，正常胎位多为枕前位。怀孕7个月后产检，发现臀位、横位等胎位为胎位不正，其中以臀位为常见。胎位不正如果不纠正，分娩时可造成难产。

胎宝宝出生前在子宫里的姿势非常重要，关系到孕妈妈是顺产还是难产。子宫内的胎宝宝是浸泡在羊水中的，胎宝宝头部比胎体重，胎宝宝多是头下臀上的姿势。正常的胎位应该是胎头俯曲，枕骨在前，分娩时头部最先伸入骨盆，医学上称之为"头先露"，这种胎位分娩一般比较顺利。有些胎宝宝虽然也是头部朝下，但胎头由俯曲变为仰伸或枕骨在后方，就属于胎位不正了。

至于分娩时臀部先露（臀位），或者脚或腿部先露，甚至手臂先露（横位）等，都是胎位不正。不正常的胎位，在孕妈妈本来就很有限的分娩通道中设置了障碍，容易导致难产。以臀位为例，容易导致胎膜早破，造成脐带脱垂危及胎宝宝的生命安全。

胎位为横位，由于分娩时胎先露时轴位与母体的纵轴交叉，胎肩为先露部位，致使胎宝宝不能经阴道分娩，造成死产。

为什么会胎位不正

1. 孕妈妈的因素：经产妇、子宫内肌瘤或子宫先天异常（子宫纵隔）及前置胎盘等。

2. 胎宝宝的因素：早产、多胞胎、羊水过多、巨大儿、发育先天异常胎儿（染色体异常、胎儿脑水肿等）。

人工矫正胎位的方法

1. 胸膝卧位：做前应解小便，松腰带，必要时于半小时前服舒喘灵 4.8mg，以增加成功率。在医生的指导下正确执行，每次15分钟，每日早、晚各一次，一周后复查。

2. 侧卧位转位法：孕妇夜间睡觉时，身体卧于胎儿身体肢侧，利用重力的关系使胎头进入骨盆。

3. 艾灸至阴穴：每日一次，每次 15 分钟，一周后复查。必须在医院里进行，不可自行在家中进行。

4. 改良外倒转术：适用于 32 ~ 36 周妊娠的转位。方法是术前 30 分钟先口服松弛子宫的药物，松弛子宫平滑肌，然后进行腹壁阴道双合倒转术，转位成功后用腹带加以固定。手术要慎重，严格筛选适应证和禁忌证，必须在手术室中进行，有状况发生后及时手术。

温馨提示：

1.孕妈妈不宜久坐久卧，要增加散步、揉腹、转腰等轻柔的活动。

2.胎位不正是常事，可以校正。孕妈妈不必焦虑愁闷。情绪不好不利于转变胎位。

3.忌寒凉性及胀气性食物，如西瓜、螺蛳、蛏子、山芋、豆类、奶类等。

4.大便要畅通，保持每日大便。

接近生产胎位还是不正怎么办

大部分的胎位不正到孕晚期会自动地转为正常胎位，但如果接近生产时还是胎位不正，需要医师协助。可根据胎宝宝大小和臀位的具体情况，由医生采取正确的分娩方式，如果一味要求阴道分娩不顾后果，可能发生严重的胎头娩出困难，导致胎儿窒息。横位胎宝宝必须剖宫产。

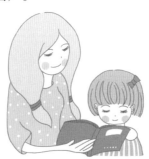

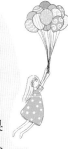

怀孕7个月孕妈妈常见问题

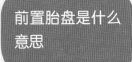
前置胎盘是什么意思

胎盘是一个饼状器官，正常情况下，胎盘应该附着在子宫的底部附近。如果医生说你是前置胎盘，那就是说你的胎盘在子宫内的位置过低，可能接近或覆盖住了宫颈口。

◎ 阴道出血是前置胎盘的主要症状

孕妈妈发生无诱因的无痛性阴道流血是前置胎盘的主要症状。出血为无痛性、无任何先兆症状，且为阴道外出血。阴道流血发生时间的早晚、反复发生的次数、出血量的多少，一般与前置胎盘的类型有关。

（1）完全性前置胎盘初次出血的时间较早，大多在妊娠中期末，反复出血的次数多，出血量也较多。

（2）边缘性前置胎盘初次出血时间较晚，往往在妊娠末期或临产后，出血量较少。

（3）部分性前置胎盘的初次出血时间和出血量则介于上面两者之间。

边缘性或部分性前置胎盘患者，若胎膜早破而胎先露能迅速下降压迫胎盘，阴道流血可就此停止。

◎ 前置胎盘需要注意什么

胎盘前置的治疗原则是止血补血，如出血少，胎儿未足月，可使用期待疗法，孕妇保持心情舒畅，不要过分忧虑，同时绝对卧床休息，严禁性交。

如果出现反复大量出血导致贫血甚至休克，属于比较严重的前置胎盘患者，最好选择大医院产检，一旦发生早产、大出血等问题时，可以得到有效处理。

◎ 前置胎盘可以顺产吗

程度较轻的边缘性前置胎盘，仍有可能顺产。如果是其他类型的前置胎盘，则需要剖宫产，但需等胎儿较大，35 ~ 36 周时才可以进行剖宫产。

孕 7 个月出现水肿怎么办

妊娠 7 个月孕妈妈可能会出现手、脚浮肿现象。表现为手握拳不紧，按压手背或小腿时出现凹陷，不能立即复原，可认为是浮肿。不同原因引起的水肿表现各异，通常水肿多出现在人体最低部位的足踝部，休息后稍退，但可逐渐加重并向上蔓延。水肿部位可随体位变化而改变，半坐、卧位时腰骶部及外阴明显，严重者会引起全身水肿。有的为指凹性水肿，有的皮肤肿胀透亮而按之并无凹陷，站立时水肿多明显表现于身体的下半部分。

80% 的孕妈妈一般在怀孕第 8 个月后会出现水肿这种生理现象，有的孕妈妈会提早一点出现，轻者仅局限在小腿，先是足踝部，随之慢慢向上蔓延，严重的可引起大腿、腹壁或全身浮肿，甚至还会出现腹水及胸水。多数情况下经过休息或抬高下肢后，水肿

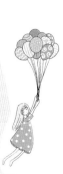

能自行消退，不需特别处理，但如果腹壁浮肿，经适当休息后不能消肿者，应到医院检查发生浮肿的原因，不可大意。

孕期轻度水肿多数是生理性水肿，是随着孕龄的增加子宫变大，下肢血管受到压迫，影响到下肢静脉回流所致。除此之外，孕期孕妈妈内分泌功能发生变化，雌激素、醛固酮分泌增多，体内水、钠潴留较多，也是引起水肿的原因之一。孕期血液稀释，血容量增加，但红细胞增加的幅度不如血浆增加幅度大，血液相对变稀，血浆蛋白却没有增加，血浆胶体渗透压降低，水分移向组织间隙也会造成水肿。每位孕妈妈都会出现或轻或重的浮肿。特别是在长时间站立工作或持续同一姿势不变时，则更容易引起浮肿。这种生理性水肿多数只限于腿部浮肿，需适当休息，浮肿会消退。

严重的水肿多是因孕妈妈有妊娠并发症，或者是合并有内外科疾病，如心脏病、肝病、肾病、甲状腺疾病或其他原因引起的营养不良等。孕期的严重水肿一般都是病理性的，需进行治疗才可能好转。孕妈妈在家应经常对自己进行观察，若水肿超过膝关节，应尽快到医院检查，找出原因，进行处理。

1. 调整工作和日常生活节奏。保证充足的休息和睡眠时间，不能过于紧张和劳累。每餐后最好休息半小时，下午最好休息 2 小时，每晚应睡 8 小时左右。如果上班地点没有条件躺下休息，可以在午饭后将腿抬高放在椅子上，采取半坐卧位。

2 不要久站、坐。坐位工作时间长的孕妈妈，可以在脚下垫个矮凳。工作间隙可以适当走动，以增加下肢血流。躺着休息时，尽量平躺或左侧卧。平常坐时，不要跷二郎腿，要常常伸展腿部，动动脚跟、脚趾，旋转脚踝关节，伸展小腿肌肉。

3. 穿着舒适的鞋子和袜子。不要穿会压迫到脚踝及小腿的过紧的袜子，以免影响血液回流。也可以穿预防或治疗水肿的弹性袜，并在早晨醒来离开床之前先穿好。若情况允许，可以进行适当的体育锻炼，游泳对减轻水肿有一定好处。

4. 进食足够量的蛋白质和蔬果。每天要保证食入畜、禽、肉、鱼、虾、蛋、奶等动物类食物及豆类食物。这类食物含有丰富的优质蛋白质。贫血的孕妇，每周还要注意进食 2 ~ 3 次动物肝脏以补充铁，贫血及营养不良是病理性水肿的原因之一。蔬菜和水果中含有人体必需的多种维生素和微量元素，可以提高机体抵抗力，加强新陈代谢，还有解毒利尿等作用。另外，要避免食用高盐、加工、腌渍或罐头食品。还有一点要提醒大家，孕期别因担心水肿而不敢喝水，因为孕期下肢水肿是子宫压迫或摄取太多盐分，盐分所含的钠使体内水分滞留所造成的，不是喝太多水的关系，所以孕妈妈要适量喝水。还要防止情绪激动，避免较剧烈或长时间的体力劳动。

5. 病理性水肿需要及时就医。多数生理性水肿经过休息和调节就会好转，如果浮肿经上述处理仍不好转，且体重急增，出现高血压、蛋白尿等症状时，则有可能是患了妊娠期高血压病，需立即到医院作相关检查，进行积极的治疗。

6. 分清显性水肿与隐性水肿。孕妈妈水肿可分为显性水肿和隐性水肿。显性水肿表现为皮肤紧而亮，弹性降低，手指按压呈凹陷，由踝部开始，逐步发展到小腿、大腿甚至腹部。隐性水肿体表无明显水肿，水分潴留在器官间隙和深部结缔组织中，体重

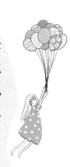

增长很快，每周超过 0.5kg。有时疾病早期表现为体重增加过快过多，但没有明显水肿，这时可能是隐性水肿，需引起重视，尤其是在妊娠晚期出现时，更应及时到医院测量血压，同时检查小便，了解尿中有无蛋白，以及时诊断有无妊娠期高血压疾病或子痫前期，因这些情况会严重影响孕妈妈和胎宝宝的健康。

孕 7 个月胃灼热怎么办

胃灼热的原因主要是因为孕晚期孕妈妈内分泌发生变化，造成胃酸的反流，刺激了食管下段的痛觉神经，产生了烧灼感；孕晚期因为子宫和胎宝宝的体积过大，容易对胃部造成比较大的压迫力，胃部下排速度减慢，胃液在胃中的滞留时间也较长，同样容易使胃酸反流到食管下段引发痛感。经常胃灼热的孕妈妈应注意以下几点。

1. 不要摄入碳酸饮料、咖啡因饮料、巧克力、酸性食物，以及腌制、油炸、辛辣和高脂肪等容易引起胃部不适的食物。

2. 不要暴饮暴食，在轻松的环境中缓慢进食，在量上也要适度，不要过饱；进餐时不要喝大量的水，以免胃胀。

3. 注意少食多餐，避免胃部膨胀；睡觉前两小时就不要吃东西了；睡觉时应头部垫高，可有效避免胃酸反流。

4. 吃饭后半小时内不宜卧床，保持一段时间直立姿势有助缓解胃灼热。

5. 可多吃富含维生素 C 和 β - 胡萝卜素的水果和蔬菜，如青椒、红椒、胡萝卜、甘蓝、猕猴桃等。

6. 睡前可以喝一杯热牛奶，会有很好的效果。

孕7个月，准爸爸干点啥

1.熟悉孕妈妈晚期的身体变化。孕妈妈到了孕晚期，经常会出现手脚麻痛、腿抽筋，所以孕爸爸一有空儿最好替孕妈妈按按腿，揉揉后背、肩，减轻她的不适。晚上孕妈妈会时常上厕所而睡不好，孕妈妈睡眠质量不好，食欲会有所下降，缺乏耐心，心情容易变得急躁。所以白天让孕妈妈多休息，不要打扰。

2.保持电话通畅。怀孕后期，不确定孕妈妈什么时候会生产，很让人忐忑不安。随时打电话给孕妈妈，聊一些轻松的话题转换气氛，对独自一人在家的孕妈妈有帮助。另外，万一孕妈妈有突发状况，也可以随时打电话找到准爸爸。

3.询问孕妈妈是否需要特殊照顾。准爸爸陪产对孕妈妈是种莫大的支持，但陪产前必须有充足的心理准备。如果能陪产，能感受到孕妈妈的艰辛而更加爱护孕妈妈，那是对夫妻感情有益的促进。

4.提防危险情况的发生。有些孕妈妈在怀孕晚期会出现羊水早破，医学上叫胎膜早破。还有的孕妈妈周身乏力，食欲不好，出现恶心呕吐，上腹不舒服（右上腹痛或者左上腹痛）。出现这样的症状，一定要及时到医院诊治。

5.学习紧急情况下的应变。孕妈妈如果在家出现异常的征兆，要赶紧将她送往医院。

6.提前了解分娩知识，陪孕妈妈一起候诊。陪同孕妈妈参加产前培训课程，了解有关分娩的正确流程。提前为妻子准备好分娩的必需用品。

7. 多与孕妈妈谈心，交流彼此的感觉，帮孕妈妈克服心理上的恐慌和无助。孕爸爸要正确面对孕妈妈的这种变化。

8. 节制性生活，为避免引起早产，孕晚期应该禁止房事。

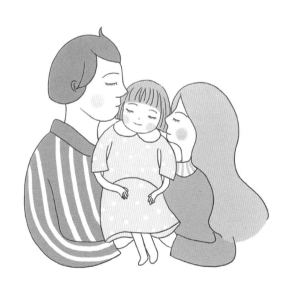

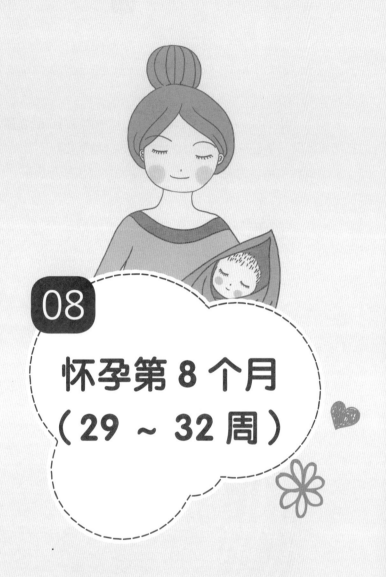

08

怀孕第 8 个月
（29 ～ 32 周）

你最该知道，医生在医院没空细说的

28 周以后，每两周就要进行一次产检。如果有头痛、恶心、腹痛、发烧等症状，或者腿部浮肿在早晨起床后还未消失，一定要及时去医院检查。检查时如果身体出了小小的状况，也要保持镇定，以免波及腹中胎儿。因为妈妈稍不开心，宝宝也会相应的闷闷不乐，要随时随地注意胎教。单据上的数值并不可怕，一定要学着静下心来仔细看，实在看不懂也不要紧，可以多问医生几句。

喜宝妈真实经历，帮你少走弯路

从本月起，产检项目会加上胎心监护。你可以选择一个舒服的姿势进行监护，避免平卧位。如果做监护的过程中胎儿不愿意动，极有可能是胎宝宝睡着了，可以轻轻摇晃你的腹部把宝宝唤醒。

预习一下，孕 8 个月
可能会做的检查

项目：血压、体重、宫底高度、腹围、胎心率、胎位、血常规、尿常规、胎心监护、B 超检查（脐血流、S/D 值计算、胎儿体重）。

◎ 重点项目

1. 胎心率：多普勒听胎心，正常的胎儿心率随子宫内环境的不同发生着变化，正常值为 120 ~ 160 次 / 分。

2.B 超检查：可以知道羊水量的多少、胎儿生长发育情况、胎盘是否正常，可以诊断产前疾病，以及观察胎儿活动情况。

3. 胎心监护：是正确评估胎儿宫内发育情况的一种监护方式，一般从 32 周开始，孕妈妈就要做胎心监护，每 2 周 1 次，每次 20 分钟左右。胎心监护可以观察胎心是否正常，判断胎宝宝的情况，同时可以推测胎宝宝宫内有无缺氧。

4. 血常规：血常规中血红蛋白的正常浓度范围在 110 ~ 150g/L，如果孕妈妈血红蛋白浓度不足 110g/L，很可能引起胎儿缺氧。轻度贫血对孕妈妈及分娩的影响不大，重度贫血可引起早产等不良后果。

5. 尿常规：尿路感染应及时发现和治疗，如果没有及时发现，很容易发展为肾盂肾炎，引起中毒性休克等严重并发症，危害性极大。

6. 胎盘位置和功能检查：正常妊娠时，胎盘附着于子宫的前壁、后壁或者侧壁。如果胎盘部分或者全部附着于子宫下段，或者覆盖在子宫颈内口上，称为前置胎盘。反映胎盘功能的主要是 S/D、RI 数值检查。

教你看懂胎心监护报告单

胎心监护何时做

胎心监护是一种简单、无痛的产前检查，是用胎心率电子监护仪将胎心率曲线和宫缩压力波形记下来供临床分析的图形，是正确评估胎儿宫内的状况的主要检测手段。在胎心监护检查过程中，能够监测胎宝宝的心跳，包括宝宝休息和活动时的胎心率是多少。孕妈妈活动的时候心跳会加速，胎宝宝也一样，活动或踢腿的时候胎心率也会加快。如果孕期一切正常，那么医生通常会建议孕妈妈从怀孕第 36 周开始每周做一次胎心监护。但如果合并妊娠并发症，可能从怀孕第 28～30 周就要开始做胎心监护了。胎心监护一般每 2 周做 1 次。

胎心监护能发现哪些问题

1. 能够诊断胎宝宝的能量储备能力和健康状况。例如，可以诊断胎宝宝心脏功能，还可以诊断胎宝宝中枢神经系统功能。当胎宝宝赖以生存的子宫内环境恶化时，胎宝宝中枢神经系统是最早受到伤害的器官，因为胎宝宝中枢神经系统最缺乏储备能力，对缺氧的耐受力非常低，一旦受损，就可能终生遗留。

2. 监测胎儿是否缺氧。妊娠晚期孕妈妈对氧需求量增加，随着胎宝宝增大，胎宝宝在宫内的空间变小，脐带受压的概率增加，可能会出现胎儿宫内窘迫。胎心率过慢可能是由于胎宝宝缺氧，但有时孕妈妈服用某些药物，药物通过胎盘作用于胎宝宝，也会引起胎儿心率减慢。在有胎心率持续变慢的现象时，要注意检查了解胎宝宝有无先天性心脏病的可能。

3. 临产时胎心监护的作用也很大。临产时子宫收缩不利于子宫、胎盘的血液循环，影响母儿间血气交换，每一次宫缩，胎儿都接受缺氧考验。所以临产时进行胎心监护，能及时发现胎儿窘迫现象，并积极处理，如通过吸氧或改变体位等能使缺氧状态得以改善，能降低新生儿窒息和死亡率。

胎心监护怎么做，正常值是多少

1. 胎心监护利用超声波的原理对胎儿在宫内的情况进行监测，通过信号描记瞬间的胎心变化所形成的监护图形的曲线，可以了解胎动时、宫缩时胎心的反应，以推测宫内胎儿有无缺氧。

2. 监护时，在孕妈妈腹部绑上两个探头，一个绑在子宫顶端，是压力感受器，其主要作用是了解有无宫缩及宫缩的强度；另一个放置在胎儿的胸部或背部，进行胎心的测量。

3. 胎心监护仪器的屏幕上有胎心和宫缩的相应图形显示，会显示两条主要的线，上面一条是胎心率，下面一条则表示宫内压力。胎心率正常情况下为 110 ~ 160 次 / 分，一般基础心率线表现为一条波形直线，出现胎动时心率会上升；而下面那条线在宫缩时会增高，随后会保持 20mmHg 左右。

当胎心率大于 160 次 / 分钟或小于 110 次 / 分钟，可能胎宝宝有宫内窘迫；胎心率不规律或胎儿躁动，是胎儿宫内缺氧的重要指征。

温馨提示：

1. 孕妈妈可以在做胎心监护前半小时吃点东西，不要空腹。

2. 胎心监护有时持续的时间比较长，一定要选择一个舒服的姿势。

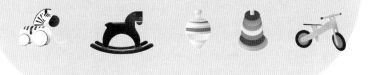

 ## 超声报告单上的
BPD、HC、FL、AC……

怀孕 28～32 周的时候，需要做超声检查了解胎宝宝的发育情况、羊水情况并确定胎位。因为这个阶段是宝宝生长最迅速、改变最大的时候，所以要了解宝宝有没有出现营养过剩或不良。

另外，由于宝宝已经长得足够大，在超声下我们能轻易观察到宝宝的大脑发育情况。

超声报告单上有较多英文缩写，很多孕妈妈都搞不懂。那就赶紧看看下面的解释吧。

BPD（双顶径）：胎儿头部从左到右最长的部分。孕 7 个月时约为 7.0cm，孕 8 个月时约为 8.0cm。之后每周增长约 0.2cm。

HC（头围）：绕胎儿头部一周的最大长度。

FL（股骨长）：股骨是人体最大的长骨，指大腿骨。股骨长即指大腿骨长度。

AC（腹围）：胎儿腹部的周长。胎儿腹围偏大，表示胎儿比较胖。

AMN（羊水）：子宫羊膜腔中维持宝宝发育所需液态环境的液体。B 超报告单中羊水范围数值有 MVP、AFI。MVP 在 3 ～ 7cm 为正常，AFI 在 8 ～ 18cm 为正常。

FM（胎动）：B 超于孕 8 ～ 9 周就可见到胎动。"有""强"为正常，"无""弱"可能是胎儿在睡眠中，也可能为异常情况，要结合其他项目综合分析。

S/D、PI、RI：都是测定脐动脉血流阻抗（显示胎儿与胎盘之间循环状况）的指标。

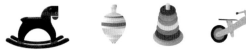

产科超声检查报告单　序号 BYSY1611160013

超声号 1D10901031003

姓 名 张██	性别 女	年龄 31 岁	科别 产科门诊	门诊号 30759054
住院号	床位	临床诊断		
检查项目 胎儿脐血流监测		孕周[LMP] 37W4D	申请医师 刘██	

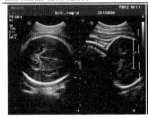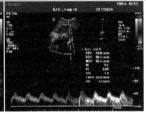

超声测量：默认[cm]

名称	测量	名称	测量	名称	测量
双顶径 BPD	9.04/36w4d	HC/AC	0.97	脐动脉 S/D	1.80
头围 HC	32.01/36w1d	FL/BPD	0.80	搏动指数PI	0.65
腹围 AC	33.01/36w6d	FL/AC	0.22	阻力指数RI	0.40
股骨长 FL	7.21/36w6d	体重[g]EFW	3034	羊水指数	8.23

超声所见：
胎位头位。
胎儿心率：145次/分 。
胎心胎动可见。
胎盘：位于前壁，I+级。

晚孕 B 超：估计胎儿大小，测量羊水量，以及脐带血流

超声诊断：　晚孕、单活胎

备注：　　　　　　　　　　　　　超声医学影像工作站IU22

录入员: 宋██　诊断医师: 董██　　　时间:2016年11月16日 09:40

备注: 该孕周已经超出有规筛查孕周时间; 而且因孕周、胎儿体位、羊水量、母体因素等会影响超声检查, 胎儿有些脏器不能清晰显示, 请知悉了解。

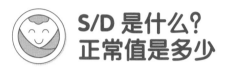

S/D 是什么？
正常值是多少

S/D 是胎儿脐动脉收缩压与舒张压的比值，与胎儿供血有关。

正常妊娠脐动脉 S/D 比值随着孕龄的增加逐渐降低。在妊娠 24 周时，S/D 数值为 4.4，妊娠 28 周可以达到 3.3，妊娠 32 周降至 2.8，妊娠 34 周为 2.5，妊娠 37 ~ 42 周为 2.2。

S/D 升高常见于妊娠并发症比如高血压和糖尿病产妇，或者胎盘功能不良的孕妈妈，脐带的扭曲也会导致脐动脉随之扭转、数值升高。

因此，除了定期产检外，孕妈妈应该注意胎动变化，如胎动突然增加或减少 50%，应该马上去医院检查。

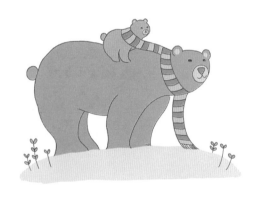

怀孕 8 个月的宫缩情况

怀孕 8 个月假性宫缩开始是不规则的，强度较弱。真性宫缩则表现为宫缩逐渐变得有规律，强度越来越强，持续时间延长，间隔时间缩短。

计算宫缩时，如果每小时宫缩次数在 10 次左右就属于比较频繁的，应及时去医院，在医生指导下服用一些抑制宫缩的药物，以预防早产的发生。如果宫缩次数不是很频繁，没有腹痛，休息就可以了。

真宫缩和假宫缩的对比

症状名称	真宫缩（阵痛）	假宫缩（假性阵痛）
规则性	规则收缩，而且越来越密集	频率不规则
收缩间隔	越来越短，甚至 3 ~ 5 分钟收缩 1 次	不变且没有规则
收缩强度	越来越强	不变
疼痛的位置	腰部、腹部	下腹部
改善的方式	无法经由休息获得缓解	改变姿势或休息即可缓解

怀孕 8 个月孕妈妈常见问题

医生说胎宝宝宫内生长受限，是怎么引起的

胎儿生长受限（FGR）又称宫内生长受限（IUGR），是指胎儿大小异常，在宫内未达到其遗传的生长潜能。胎儿出生体重低于同孕龄平均体重的两个标准差，发生率为 6.39%，是围生儿死亡的第二大原因。产时宫内缺氧围生儿中 50% 为 FGR。

FGR 与母亲营养供应、胎盘转运和胎儿遗传潜能等因素有关，其病因复杂。约 40% 患者病因尚不明确。主要危险因素如下。

◎ **孕妇本身的因素**

（1）营养方面：偏食、妊娠剧吐，以及摄入蛋白质、维生素及微量元素不足。

（2）妊娠并发症与合并症：并发症如妊娠期高血压疾病、多胎妊娠、前置胎盘、胎盘早剥、过期妊娠、妊娠期肝内胆汁淤积症等，合并症如心脏病、慢性高血压、肾炎、贫血、抗磷脂抗体综合征等，均可使胎盘血流量减少，灌注下降。

（3）其他：孕妇年龄、地区、体重、身高、经济状况、子宫发育畸形、吸烟、吸毒、酗酒、宫内感染、母体接触放射线或有毒物质等。

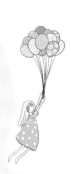

◎ 胎儿方面的因素

胎儿基因或染色体异常、先天发育异常时，也常伴有胎儿生长受限。

◎ 胎盘因素

各种病变导致子宫胎盘血流量减少，胎儿血供不足。

◎ 脐带因素

脐带过长、脐带过细（尤其近脐带根部过细）、脐带扭转、脐带打结等。

先兆子痫怎么预防

对先兆子痫，目前还没有什么特别有效的预防方法。但有研究显示，如果孕妈妈适当摄入维生素 C 和维生素 E，可以有效降低先兆子痫的发生率。下面这些方法在一定程度上也能帮助孕妈妈避免出现先兆子痫的危险。

1. 重视产前检查，不要忽视产检。

2. 合理运动，充分休息。运动少也是诱发和加重高血压的一个隐性因素，休息不足会明显升高血压。

3. 放松情绪。患有高血压的孕妈妈要尽量放松情绪，不要过分激动或情绪大起大落。

4. 加强孕期的营养和休息。孕妈妈如果缺乏营养，会增高患低蛋白血症、贫血和妊娠高血压的概率。特别是要加强蛋白质、多种维生素、铁剂和叶酸等的补充，这样可预防妊娠高血压。

正常的胎位应为胎体纵轴与母体纵轴平行，胎头在胎位异常骨盆入口处，并俯屈，颏部贴近胸壁，脊柱略前弯，四肢屈曲交叉于胸腹前，整个胎体呈椭圆形，称为枕前位。在妊娠中期，胎位可异常，以后多会自动转为枕前位。如在妊娠后期，仍为异常胎位，则称为胎位不正。

引起胎位不正的原因主要有以下几种。

1. 孕妈妈的羊水过多，使胎宝宝在宫腔内的活动范围过大，能够自由地在更加广阔的空间内活动，活动过大时就会影响胎位。

2. 多胎、羊水过少等。本来可以孕育一胎的子宫，现在因为多胎或者羊水过少等原因就会造成胎儿在宫腔内的活动范围过小，活动不方便，因为拥挤导致胎位不正。

3. 骨盆狭窄、前置胎盘、巨大胎儿等，使胎头衔接受阻。无法使胎头有良好的位置，发生挤压等，也可导致胎位不正。

4. 孕妈妈腹壁松弛。腹壁松弛会造成腹肌对子宫失去支撑，从而导致胎位不正。

5. 胎儿畸形、子宫畸形等造成子宫腔的空间发生变化，从而使得胎宝宝在宫腔内的活动范围发生变化，从而引起胎位不正。

6. 脐带太短，胎宝宝获得不了足够的营养，影响胎宝宝发育，胎宝宝生长过慢，使得活动的空间变大，从而导致胎位不正。

1. 妊娠皮肤症：15% 以上的孕妈妈可能碰到这种皮肤病。全身都可能发痒，一般是在怀孕六七个月时发作。皮肤上除

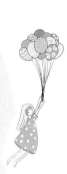

了有痒感之外，没有任何变化，不会出现疹子和水泡。致病的原因和怀孕期间雌激素水平的变化有关，对胎儿无影响。

2. 妊娠皮疹：大约2%的孕妈妈可能患该病，通常在怀孕第4～9个月发生。皮肤上会出现小红疹，最常发于四肢。可能是怀孕本身造成的，对胎儿无影响。

3. 妊娠中毒性皮肤疹：患病率大约是1%，大多发生在身材矮小、肥胖的孕妈妈身上，最常在妊娠纹出现时发生。目前认为可能和荷尔蒙分泌不平衡有关。这种皮肤痒不会伤害胎儿。

4. 妊娠期丘疹性皮肤炎：发生率很低，全身各部位都可能发病，患病时，全身皮肤会出现疹子。该病发生的原因不清楚，但可能会造成流产或胎死腹中，因此要特别小心。

5. 妊娠痒疹、湿疹：也是引起孕妈妈肚皮发痒的常见原因。前者是由于母体对于孩子体内来自父亲的那部分基因、染色体产生排异反应而引起的，除了肚皮发痒外，大腿甚至上肢都可能出现皮疹和感觉瘙痒，有的还会出现色素沉着。而后者（湿疹）常见于爱出汗、代谢旺盛或是肥胖的孕妇。

6. 浑身痒：可能是胆汁淤积。胆红素由肝细胞分泌，经过肝脏毛细胆管进入胆囊，形成胆汁。进食后，受到刺激的胆管收缩，使胆汁排入十二指肠。胆汁的主要作用是协助胃肠消化和吸收，其中所含的胆盐可乳化脂肪，并能促进身体对于脂性维生素的吸收。而妊娠期胆汁淤积症可以通俗地解释为，大量的胆汁因为排泄不通畅而返流进血液，因而造成一些不良后果。在医学上，妊娠期胆汁淤积症就是由于妊娠期胎盘产生大量的雄激素，改变了细胞膜的通透功能，排泄胆汁的功能减弱而导致胆汁淤积，胆栓形成，使胆汁酸、胆红素返流入血液，进而导致孕晚期浑身发痒。

除了上述常见的原因，一些疾病也可能导致孕期肚皮发痒，因此提醒孕妈妈，肚皮发痒最好及时反映给医生，以查明原因。

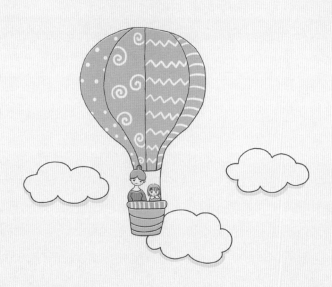

孕 8 个月，
准爸爸干点啥

1. 陪孕妈妈运动。临近预产期，孕妈妈肚子明显增大，行动笨重，很容易疲劳。有些孕妈妈于是就什么都不做，整天躺在床上。此时孕妈妈的运动是非常重要的，可以使胎宝宝呼吸到新鲜空气，又可以使孕妈妈锻炼腹部和盆腔的肌肉，有助于顺利分娩。此期孕妈妈的运动以散步、做些力所能及的家务为宜，要比前几个月适当地减少运动量，如果感到累了，应马上休息。

2. 准备待产包：帮孕妈妈准备好待产包，除了基本的洗漱用具，还需要准备好一次性内裤、产褥垫等卫生用品，购置好孕妈妈的前扣式睡衣、溢乳垫、吸奶器等哺乳用品。新生儿的各种用品也应该提前购置，以免产后手忙脚乱。现在很多医院都会为孕妈妈和新生儿提供相应用品，因此在分娩前应该事先问清楚，以免买重了造成浪费。

3. 稳定妻子的情绪：随着预产期的临近，孕妈妈会产生焦虑心理，不仅影响自己的身体，还容易对胎宝宝产生不良的刺激。准爸爸要帮助孕妈妈在孕晚期调整好心态，可多了解一些关于分娩的知识，多和孕妈妈交流，稳定其不安的情绪。

4. 提醒准妈妈定期产检：产检能尽早发现妊娠晚期的疾病，特别是对胎宝宝有影响的妊娠高血压、妊娠糖尿病等。尽管本月孕妈妈的行动已经开始不便，但千万不能偷懒，一定要按期产检，准爸爸最好能陪同，如果实在难以陪伴，可以请家人朋友陪同或让妻子打车前往、注意安全。

> 提醒：在进行产前检查之余，孕妈妈还要注意营养与休息，减少脂肪和盐的摄入，增加富含蛋白质、维生素、铁、钙和其他微量元素的食物，做到少吃多餐。

5. 照顾好妻子饮食起居：要保证孕妈妈的营养和休息，为分娩积蓄能量。不仅要主动承担家务，还要注意保护孕妈妈的安全，避免孕妈妈遭受外伤。此时的孕妈妈子宫变得非常脆弱，极易受伤或感染，所以要避免性生活。

6. 和孕妈妈一起做胎教：在胎宝宝的感觉器官基本形成的时候，与胎宝宝进行对话越多越好，最好每天至少进行 3 次规律性的对话。不仅是听觉，在胎宝宝触觉也基本形成的时候，应更加频繁地按摩孕妈妈的肚子，在和胎宝宝进行对话的时候，用手指头敲一下肚子可以感觉到胎宝宝的脚在动。并要做好家庭中的妊娠监护，以防早产。

7. 为妻子分娩做好准备：为孕妈妈分娩做好经济、物质、环境、知识的准备，要和孕妈妈一起学习哺育、抚养婴儿的知识，检查孩子出生后的用品是否准备齐全。

8. 做好应急准备：要熟悉去医院的路线，考虑选用何种交通工具，提前做好打算。

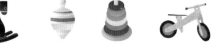

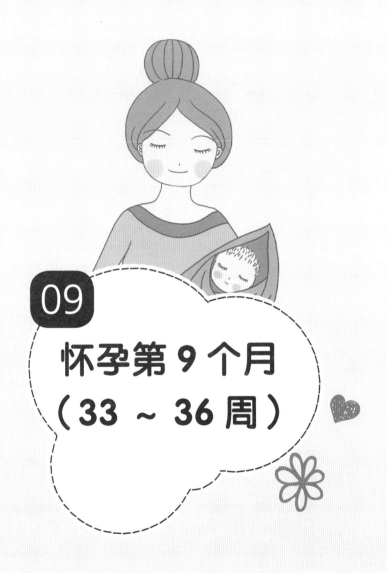

09

怀孕第 9 个月
（33 ～ 36 周）

你最该知道，医生在门诊没空细说的

进入孕9个月，准妈妈会感到尿意频繁，这是胎头下降压迫膀胱所致。如果你是初产妇，那么这时胎宝宝的头部大多已降入骨盆，紧压在你的子宫颈口。而经产妇的胎宝宝入盆时间会较晚一些，有的胎宝宝在分娩前才会入盆。也许这时你的腿、脚肿得更厉害了，这时也不要限制水分的摄入，因为母体和胎儿都需要大量的水分。如果你发现自己的手或脸突然肿起来，那就一定要去看医生了。

喜宝妈真实经历，帮你少走弯路

临近预产期，心中是不是有些忐忑和紧张呢？可以和一些"过来人"交流一下，你会发现生孩子其实并没有想象的那么可怕，要不哪还有人生"二胎"呢？可以适当地活动活动，不要整天躺在床上胡思乱想。如果你坚定了顺产的信心，可以提前了解一些分娩的知识，以更从容的心态面对生产。如果你打算到外地娘家或婆家分娩，建议最晚在距离预产期4周之前赶到准备分娩的目的地。

预习一下，怀孕 9 个月可能会做的检查

检查项目：血压、体重、宫底高度、腹围、胎心率、胎位、血常规、尿常规、胎心监护、产科 B 超检查。

◎ **重点项目**

1.听胎心：正常的胎儿心率随子宫内环境的不同发生变化，胎心率的变化是中枢神经系统正常调节功能的表现，也是胎宝宝在子宫内状态良好的表现。胎心监护能尽早发现胎儿异常，在胎儿尚未遭受不可逆性损伤时，采取有效的急救措施，使胎宝宝及时娩出，避免发生不良的损伤。

2.B 族链球菌：B 族链球菌培养在怀孕晚期对孕妈妈和胎宝宝是安全的，如果 B 族链球菌阳性，在分娩的时候可能会感染新出生的婴儿，出现新生儿败血症等。如果确诊感染 B 族链球菌，医生会建议孕妈妈用抗生素，以免胎宝宝在经过产道的时候被感染。

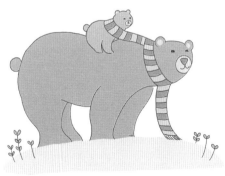

B 族链球菌——容易被忽视，却值得万分注意

B 族链球菌简称 GBS，GBS 正常寄居于阴道和直肠，是条件致病菌，一般正常健康人群感染 GBS 并不致病。据统计约 10% ~ 30% 的孕妈妈有感染 GBS，其中 40% ~ 70% 在分娩过程中会传递给新生儿。如果新生儿带了这种菌，大约有 1% ~ 3% 会出现感染，其中有 5% 会导致新生儿死亡。GBS 感染诱发产妇多种疾病，感染表现为泌尿系统感染、胎膜感染、子宫内膜感染以及创伤感染。

B 族链球菌感染是胎膜早破的主要因素，B 族链球菌对绒毛膜有较强吸附能力和穿透能力，接种 2 小时内即可吸附于母体组织，侵入绒毛膜，通过炎症细胞的吞噬作用及细菌产生的蛋白水解酶的直接侵袭，使胎膜局部张力减低，从而导致胎膜早破。B 族链球菌感染极易引起羊膜腔感染，发生绒毛膜羊膜炎、产后子宫内膜炎，诱发早产率为 60%，GBS 阳性孕妇早产合并低出生体重儿、极低体重儿的可能性增加 20% ~ 60%。

 喜宝妈陪你做产检

怀孕时，在论坛里看到一个让人揪心半天的帖子，一位孕 35 周的妈妈破水 10 小时才剖腹，破水期间未采用消炎措施，结果小宝宝不幸被感染 B 族链球菌（GBS），

B 族链球菌也是产褥感染的主要致病菌，引起孕妈妈局部和全身的炎性应化。B 族链球菌新生儿感染可以诱发多种疾病甚至死亡。

监测胎动和胎心很重要

关注有无胎动异常

如果 12 小时胎动少于 20 次，则为异常；少于 10 次，则表明胎儿有危险，胎宝宝在子宫内有缺氧情况。如果在一段时间内胎动超过正常次数，胎动频繁或无间歇地躁动，也是宫内缺氧的表现。胎动次数明显减少直至停止，是胎儿在宫内重度窒息的信号。异常胎动是因病理情况和功能障碍，如脐带绕颈较紧、胎盘功能障碍，或孕妈妈不正常用药及外界的不良刺激等，导致胎宝宝在子宫内缺氧。当胎宝宝的生命受到威胁时，胎宝宝便出现异常的胎动，不仅表现在次数上，而且还体现在性质上，如强烈的、

术后 6 小时呼吸困难，经过二十几个小时的抢救，宣告死亡。因此强烈要求陈主任一定得给大家讲讲 B 族链球菌检查。

持续不停的推扭样的胎动或踢动，或者是微弱的胎动，这些都是不祥之兆。

异常胎动，应及时就诊。在妊娠 9 个月后，胎动部位多在中上腹。如果小腹下部经常出现胎动，则可视为异常，表明胎位不正常，多为臀位或横位，容易造成分娩困难，应及时就诊。

在家中如何监测胎心

在家中监测胎儿胎心的方法，目前有三种：听诊器、胎心（音）仪、胎语仪。

1. 听诊器对寻找胎心位置的技术要求比较高，声音较小，一般人不易掌握，但价格比较低。

2. 胎心仪采用多普勒听诊技术，可以用来听胎心，可以通过液晶屏显示胎心率。

3. 胎语仪属于智能设备，能够达到在家监测胎心的标准，用来听、录胎音；计数胎儿心率和胎动；绘制监护曲线；通过网络分享给医生或朋友；功能要更完善，要通过和手机软件连接使用。

一旦发生胎膜早破怎么办

胎膜早破的危害

胎膜早破又称破水，是指在临产前胎膜自然破裂，孕龄＜37孕周的胎膜早破又称为早产（未足月）。胎膜早破是围生期最常见的并发症，孕妈妈突感较多液体自阴道流出，继而少量间断性排出。

胎膜早破可导致早产率升高，围生儿病死率增加，宫内感染率及产褥感染率均升高。

破膜48小时后分娩者，产妇感染率为5%～20%，败血症率为1：145，产妇死亡率约为1：5500。胎儿吸入感染的羊水可发生胎儿性肺炎、胎儿宫内窘迫。无症状者，分娩后也可发生先天性新生儿肺炎，脐带脱垂等机会增加。破膜一般不影响产程进展。

医生产检时没空说的

一旦发生胎膜早破，不管是否到预产期，有没有子宫收缩，都必须立即赶往医院就诊。为了防止胎宝宝的脐带脱垂，应立即让孕妇躺下，并且采取把臀位抬高的体位，即使在赶往医院的途中，也需要尽量采取臀高的躺卧姿势。孕妈妈可以垫上一片干净的卫生巾，注意保持外阴的清洁，不可以再洗澡。

胎膜早破的原因

引起胎膜早的原因包括：创伤，宫颈内口松弛，妊娠后期性交产生机械性刺激或引起胎膜炎；下生殖道感染，由细菌、病毒或弓形体等引起；羊膜腔内压力升高（如多胎妊娠、羊水过多）；胎儿先露部与骨盆入口未能很好衔接（如头盆不称、胎位异常等）。

如何规避胎膜早破的风险

预防：要做到预防和治疗下生殖道感染，重视孕期卫生指导；妊娠后期禁止性交；避免负重及腹部受撞击；宫颈内口松弛者应卧床休息等。

再次强调，一旦发生胎膜早破，孕妈妈不要站立行动，应立即卧床，以防脐带脱垂。如胎头未入盆或胎位不正者，应取头低足高位，抬高臀部，并立刻去医院就诊，注意观察羊水的量和颜色，听取胎心音。另外，破膜后要保持外阴清洁。可以使用消毒会阴垫，必要时应用抗生素预防感染。

喜宝妈陪你做产检

发生胎膜早破时，很多孕妈妈会以为是小便尿湿了内裤，并不知道是胎膜早破，而尽快确定是否是胎膜早破非常重要，可以避免细菌沿阴道上行到子宫内感染胎宝宝，避免发生脐带脱垂等并发症。现在有一种羊水检测试纸，放入阴道里，如果是胎膜早破，橘黄色的试纸会变成深绿色。

怀孕 9 个月见红，需要住院吗

临产见红，通俗点说就是怀孕晚期出现阴道出血。

出血量少时

出血量很少甚至只是血性白带是怀孕晚期最常见的见红表现。平时产检正常的孕妈妈，出现少量出血的情况不用太担心，这是生理现象，代表即将临产。如果是在孕足月，意味着可能要分娩了。出血不多的话，没必要马上去医院，如果只是淡淡的血丝，量也不多，可以留在家里观察，注意不要太过操劳，避免剧烈运动。大多数孕妈妈在见红后的 24 ~ 48 小时会进入规律宫缩阶段。但是仍有一部分人在见红后 1 周后才分娩，个体差异很大。如果见红，出现规律的阵痛甚至是破水的话，就要马上去医院了。

出血较多伴有腹痛时

如果出血较多，血色暗红，超过日常的月经量，或血大量涌出并伴有轻微腹痛的话，就要警惕有胎盘剥离的可能，要立刻到医院就诊。一旦发生胎盘早期剥离，腹中宝宝会处于危险，必须尽快施行剖宫产，才能确保产妇和胎儿的生命安全。还有一种潜藏的胎盘早期剥离，常发生于患严重妊娠高血压的孕妈妈身上，为突然发生的持续性腹痛或腰酸，阴道可能仅有少量流血或完全没有流血。

剧烈腹痛伴有血崩时

前置胎盘也是出血的主要原因之一。通常患有前置胎盘的孕妇，会在产检当中被查出。少数孕妈妈出血量多，甚至可能引起子宫收缩（阵痛）。此种出血不仅可能使腹中胎儿严重缺血及缺氧，孕妇本身也处于极度危险状态，甚至可能导致休克死亡。

 # 怀孕 9 个月肚子痛是要临产了吗

分娩前孕妈妈会自觉轻微腰酸，有较频繁的不规律宫缩。其特点是收缩力弱，持续时间短，常少于 30 秒且不规则，并且无逐渐加剧、间歇时间逐渐缩短的情况，强度不逐渐增加；常常在夜间出现，清晨消失；子宫颈不随宫缩而扩张，叫"假临产"。假临产多发生在分娩前 3 周左右，此时子宫较敏感，胎头下降，子宫底下降，引起子宫不规则收缩。这时孕妈妈不要急于住院，待假临产过后再注意真临产的到来。

孕晚期下腹坠胀疼痛，是因为到了妊娠晚期，胎宝宝下降进入骨盆入口，使宫底下降。孕妈妈会感觉上腹部舒适，进食增多，呼吸轻快，但下腹部会有坠胀不适，短期内还会出现胎动稍微频繁，腹部不规则地出现发紧、下坠感、腰酸，以及见红。如果出现阴道出血超过月经量、阴道流液、规律性腹痛或胎动明显异常，应及时去医院。如果宫缩比较规律，而且间隔半小时到 20 分钟一次，肚子还会感到发硬发紧，仍属于假宫缩，可以继续观察，如果宫缩缩短到 5 分钟一次，就是真宫缩了。

温馨提示：

假宫缩和真宫缩的区别

如果是假宫缩，孕妈妈变换姿势，如走动、躺下等，宫缩会缓和，一般不难受。触摸子宫感觉像一个很硬的球。常在夜间出现，清晨消失。孕妈妈偶有腰酸腹坠，很快会过去，而且疼痛能被镇静剂抑制。

真宫缩的子宫收缩有规律，逐渐加强。宫缩强度逐渐加深，宫缩频率加快，约每隔 3～5 分钟一次，每次宫缩持续时间变长，可持续 50～60 秒。走动时宫缩不缓和，反而可能更痛。宫缩会引起腹痛，腹痛一阵紧似一阵，就预示着快临产了。

怀孕 9 个月耻骨痛是怎么回事

耻骨痛正常吗

耻骨是位于骨盆前方的两片骨头,中间有空隙而非紧靠在一起,两片骨头间靠韧带及纤维软骨组织连接起来,这个区域就叫耻骨联合。孕妈妈感受到的"耻骨痛",就是耻骨联合过度分离造成的疼痛。耻骨联合疼痛常表现为耻骨和腹股沟附近(也就是骨盆前面的位置)疼痛,有可能连带背部、髋部和大腿内侧也觉得疼。

孕晚期不少孕妈妈会感到耻骨疼痛,有牵拉感觉,尤其是在站立、走动、上下楼梯时,疼痛就更加明显,有时在睡觉翻身、起坐的时候,也会觉得疼。这种现象的出现,主要是因为孕妈妈在怀孕期间,特别是孕中晚期,胎儿的个头儿日益增大,子宫也随之膨胀,耻骨间隙就会随之产生相应的生理变化而较孕前时增宽。一般未怀孕时,两片耻骨间的正常距离为 4 ~ 5mm,在怀孕时,弛缓素和黄体素这两种激素可以帮助韧带松弛,两片耻骨间的距离至少会增加 2 ~ 3mm,使得骨盆的伸缩性变大,以给予胎儿更多的成长空间,并有利于分娩时胎儿通过骨盆,因此耻骨联合分离几乎会发生在所有妊娠女性身上。但有些孕妈妈可能由于对上述激素的敏感度太高,使得耻骨联合区域非常松弛,两者之间的距离超过 10mm;或因骨盆的大小、排列有问题,让这个关节处承受了较多的压力,导致耻骨联合过度分离,于是就感觉到了大腿根部的这种疼痛。

耻骨联合分离导致的疼痛，一般情况下是可以忍受的。如果大幅度地耻骨错缝，严重时会导致韧带拉伤、水肿、难以行动，这时孕妈妈就需要卧床休息了。分娩之后，耻骨间增宽的间隙会逐渐恢复到原来的间距。

如何缓解耻骨痛

症状较轻的耻骨分离，一般不会影响日常生活和工作，不必特殊治疗。以下方法可以帮助缓解疼痛，不妨一试。

1. 疼痛时可以将冰袋放在耻骨处进行冷敷。

2. 日常做动作的幅度要小。在做一些大幅度动作的时候，当时可能不会感觉到疼痛，但等到晚一点儿或睡觉的时候，就会有疼痛感觉了。

3. 身体状况允许的话，可通过游泳来减轻关节的压力。但尽量避免蛙泳，采用其他泳姿游泳时也要小心。在水里时会比较舒服，可是当从水里出来后，疼痛可能会加重。

4. 站立时两腿要对称性地站着。避免双腿持续分开的动作，比如上下汽车或进出浴盆等。如果必须分开双腿，一定要小心地、慢慢地移动。

5. 避免跨坐。如果是每天坐办公室的职场孕妈妈，则需要在背后放置腰枕。

6. 早晨起来，尽量坐着穿衣，不要站着抬腿穿内裤、裤子或裙子。

7. 爬楼梯的时候，一次迈一个台阶。先将比较有力或方便的那条腿踏上台阶，然后再迈另一条腿。上每级台阶时，都重复这个动作。

8. 睡觉时在两腿之间放一个小枕头。在床上翻身，移动脚和臀部时，要尽量平行、缓慢地移动

9. 孕妈妈的鞋底要柔软、舒适，避免穿带跟的硬底鞋，以免重心不稳增加疼痛。

10. 经常坐下来休息，坐下时，尽可能挺直后背，并给后背一个很好的支撑，如在背后放置腰枕。

11. 避免提重物。有耻骨疼痛的孕妈妈应该少拿重物，或者使用双肩包会更舒适一些。

12. 如果情况严重，可以用弹力束带束缚骨盆，以减轻对骨盆的压力。在使用时一定要在医生的指导下进行，以免影响到宝宝的发育。束带松紧度以骨盆能承受为准，同时不能影响下肢静脉回流。

13. 不要强忍疼痛。如果某些动作感觉疼痛，尽量避免这些动作。

14. 经常做骨盆底肌肉运动和小腹运动，能帮助缓解怀孕对骨盆造成的压力。

耻骨痛者分娩方式的选择

耻骨疼痛的孕妈妈在生产方式上，一般还是以自然生产为主，但是在生产的过程中，需注意以下几点。

1. 事先告知病情：生产前要告知医护人员耻骨联合分离的病情。

2. 小心生产姿势：需要特别小心生产的姿势，产时避免两脚过度张开。

3. 尽量避免介入性分娩：避免介入性分娩方法，如产钳，因为它们常造成耻骨联合处的伤害。

 # 孕晚期腹胀怎么办

孕晚期腹胀的原因

1. 子宫变大压迫肠胃：随着子宫内胎宝宝的成长，逐渐增大的子宫自然会压迫到胃肠道，子宫除了会将胃稍微上推外，肠道也会被推挤至上方或两侧，胃肠受到压迫，会影响其中内容物及气体的正常排解，让孕妈妈感到不舒服。

2. 活动量减少引起便秘：孕妈妈的活动量通常会较孕前变少，胃肠蠕动减弱，孕期的进食内容也会有些改变，过多高蛋白、高脂肪食物的摄入，使蔬菜和水果的补充相对不足，也会造成粪便更容易在肠道内滞留，引起便秘而使腹胀感更加严重。

缓解腹胀的好方法

1. 少食多餐：有效舒缓胀气，改变饮食的习惯。如果孕妈妈已经感到肠胃胀气，却还进补或进食大量食物，会增加肠胃负担，只会令胀气情况更加严重。孕晚期的妈妈可采用少食多餐的进食原则，每次吃饭的时候记得不要吃太饱，便可有效减轻腹部饱胀的感觉，不妨从每日三餐改成一天吃六至八餐，以减少每餐的分量，进而减少腹胀气体的产生。

2. 细嚼慢咽：吃东西时应保持细嚼慢咽、进食时不要说话、避免用吸管吸吮饮料、不要常常含着酸梅或咀嚼口香糖等，可避免让不必要的过多气体进入腹部。

3. 补充纤维素：孕妈妈可多吃含丰富纤维素的食物，例如蔬菜、水果及含丰富纤维素的食物，例如，蔬菜中的茭白、笋、韭菜、菠菜、芹菜、丝瓜、莲藕、萝卜等，水果中的柿子、苹果、香蕉、奇异果等都含丰富的膳食纤维。

4. 少吃产气食物：如果有较严重的胃酸反流情况，则应避免甜食，以清淡食物为主，可吃苏打饼干、高纤饼干等中和胃酸。胀气状况严重时，应避免吃产气的食物，例如豆类、蛋类及其制品、油炸食物、马铃薯等，太甜或太酸的食物、辛辣刺激的食物等也要少吃。

5. 多喝温开水：孕妈妈每天至少要喝1500毫升的水，充足的水分能促进排便，如果大便累积在大肠内，胀气情况便会更加严重。每天早上起床后可以先补充一大杯温开水，也有促进排便的功效。喝温水比喝冷水好，汽水、咖啡、茶等饮料也应尽量避免，汽水中的苏打容易造成胀气。另外，在喝水的时候可以加入一点儿蜂蜜，能促进肠胃蠕动，防止粪便干结。

6. 适当运动：为了减轻孕期腹胀，孕妈妈应适当增加每天的活动量，饭后散步是最佳的运动方式。每天散步的次数可慢慢增加，或是延长每次散步的时间，都是保持运动量的好方法。怀孕期间做适当运动能促进肠蠕动，缓解胀气。孕妈妈可于饭后三十分钟至一小时，到外面散步约二十至三十分钟，可帮助排便和排气，但过于激烈的运动就不适合孕妈妈了。

7. 放松心情：紧张和压力会造成孕妈妈体内气血循环不佳，学会放松心情很重要。如果对腹部胀气有疑问，建议直接问诊，让医师来处理，可避免因为怀疑而造成的情绪紧张与心理压力，保持良好的轻松心态，也有助于孕妈妈排便的顺畅。

8 温和按摩：如果腹胀难受时，可采取简单的按摩方法舒缓。温热手掌后，顺时针方向从右上腹部开始，接着以左上、左下、右下的顺序循环按摩 10 到 20 圈左右，每天可进行 2 至 3 次。要注意按摩时力度不要过大，避开腹部中央的子宫位置，用餐后也不适宜立刻按摩。

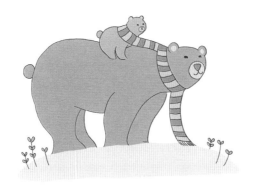

孕晚期患便秘、痔疮如何应对

孕 9 个月便秘怎么办

除了受激素的影响，孕妈妈容易得便秘还有很多其他原因，例如孕期胃酸分泌减少，体力活动减少，加上胎儿逐渐增大，膨胀的子宫压迫小肠等，因此容易发生便秘。便秘一般可分为弛缓性、痉挛性、直肠性三种，孕妈妈的便秘多为弛缓性便秘。有少数孕妈妈到了孕晚期，排便时总是担心会导致胎宝宝掉出来，不敢用力，这也是便秘的原因之一。

便秘导致孕妇腹痛、腹胀。严重者可导致肠梗阻，并发早产，危及母婴安危。有些患便秘的孕妈妈在分娩时，堆积在肠管中的粪便妨碍胎宝宝胎头的下降，导致产程延长甚至难产。

◎ 处理方式

1. 养成定时排便的良好习惯，可在晨起、早餐后或晚睡前，不管有没有便意，都按时去厕所，久而久之就会养成按时排便的习惯。

2. 要注意调理好膳食，多吃一些含纤维素多的绿叶蔬菜和水果。粗纤维有刺激消化液分泌、促进肠蠕动、缩短食物在消化道通过时间的作用。粗纤维在肠道内吸收水分，使粪便松软，容易排出。含粗纤维较多的食物有粗粮、薯类、蔬菜和水果。如小米、玉米、红薯、萝卜、韭菜、圆白菜、芹菜、大白菜、香蕉、苹果等。

3. 适当进行一些轻量活动，可促进肠蠕动，缩短食物通过肠道的时间，并能增加排便量。

4. 可在每天早晨空腹饮一杯温开水，这也是刺激肠蠕动的好方法，有助于排便。

5. 蜂蜜有润肠通便的作用，可适当用温水冲服。

如果采取以上方法仍发生便秘者，可以服一些缓解药，但必须在医生指导下进行。

孕9个月患痔疮需治疗吗

孕妈妈痔疮发生率高达76%。痔疮是直肠下端黏膜及肛门皮肤深面的痔静脉丛血管扩张、弯曲、隆起而形成的静脉团。它的发生与痔静脉受到压迫回流不畅及外来刺激有关。一般来说，为了保证胎宝宝的营养供应，孕妈妈盆腔内动脉血流量增多；而且随着胎宝宝发育，子宫日益增大，压迫盆腔，使痔血管内的血液回流受到阻碍；加上孕妈妈常有排便费力或便秘，使直肠下端及肛门的痔静脉丛血液瘀积，即可诱发痔疮或使其加重。痔疮反复出血，日积月累，可导致孕妈妈贫血，出现头昏、气短、疲乏无力、精神不佳等症状，影响孕妈妈健康和胎宝宝发育。

◎ 孕晚期患痔疮不宜手术

痔疮在孕晚期一般不宜手术。产后腹内压力降低，静脉回流障碍解除，痔疮常在3～4个月内可自行变小萎缩，不再需要手术治疗。

◎ 孕期痔疮重在预防和自我调养

（1）保持大便通畅，防止和治疗便秘。孕妈妈除了注意营养充足外，适当多吃些含纤维素较多的蔬菜，如韭菜、芹菜、丝瓜、白菜、菠菜等，增加肠蠕动。养成每天早上定时排便的习惯。每天早点儿起床，吃好早餐，以加强起床后的直立反射和胃结肠反射，促进排便。起床后喝一杯温开水，也可促进排便。有排便感时，不要忍着不去大便。排便时，不要看书报，久蹲、久坐不起，或过分用力。大便干结，排出困难时，可以吃些蜂蜜、麻油、香蕉、黑芝麻，或口服石蜡油等润肠通便的药物。切记不可用芒硝、大黄、番泻叶等攻下的药物。

（2）促进肛门部的血液循环，帮助静脉回流。每日用温水（约40℃）坐浴。做提肛锻炼，也可在临睡前用手自我按摩尾骨尖的穴位。根据自己的身体情况，参加游泳、做操等活动，也有一定的好处。

（3）避免对直肠、肛门部的不良刺激，及时治疗肠道炎症和肛门其他疾患。少吃辣椒、胡椒、芥末、葱、蒜等刺激性食物。手纸宜柔软洁净，内痔脱出应及时慢慢托回。

（4）痔疮肿痛时可在医生指导下用药，出血较多时应去医院诊治。有黏液血便并伴有血块者，应去医院做详细检查，以排除其他肛门疾病。

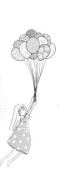

怀孕 9 个月孕妈妈常见问题

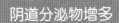
阴道分泌物增多

随着孕晚期的到来，孕妈妈阴道分泌物可能会变多，要注意局部清洁，每天用清水冲洗外阴。如果用洗液，最好有医生的推荐，有些洗液会改变局部环境的酸碱度，反而增加局部感染的机会。孕期易患霉菌性阴道炎，霉菌是机会菌，如果长期使用能杀灭细菌的洗液，霉菌就会乘虚而入，成为致病菌。所以，用中性的清水或洗液洗是比较安全的。

总是感觉疲劳

到了孕晚期，孕妈妈可能会时常有疲劳的感觉，要注意休息，不要等到非常疲劳时才休息。要有规律地生活，保证足够的睡眠，尤其不要熬夜，熬夜最不利于胎宝宝生长发育。如果妈妈在孕期没有养成良好的生活习惯，会影响到胎宝宝，甚至影响到出生后新生儿的睡眠习惯。

腰背酸痛怎么办

孕晚期，随着子宫增大，孕妈妈可能会出现腰背部酸痛。这是由于肚子向前膨隆，为了保持稳定的直立位，不得不拉紧腰背部肌肉，以保持重心平衡，腰背部肌肉长期处于紧张状态，势必导致腰背肌疲劳，腰背出现疼痛。

此外，胎宝宝头部开始进入骨盆，压迫腰骶部，这也是引起腰背痛的原因之一。有的孕妈妈腰背痛不排除有疾病的可能，如腰椎间盘突出、腰肌损伤、孕前经常穿很高的高跟鞋等，腰背肌已经处于疼痛的临界点，怀孕后就显现了。有的孕妈妈从始至终都没有很明显的腰背痛，有的孕妈妈很早就感觉到腰酸背痛，这与孕妈妈的身体状况、子宫在腹中的位置、胎儿的大小等有关。

减轻腰背痛的方法是：减少站立时间；站立时最好把一只脚放在凳子上或任何稳固的高处，如台阶；不要睡过软的床垫。如果不能通过一般方法缓解，可寻求医生帮助，或找理疗师及运动专家，制定适合本人的护理和锻炼腰背肌的方法。在水中慢慢地游动或在热水中泡上 10 分钟，对缓解腰背痛有一定的帮助。阵发性腰痛也有可能是子宫收缩造成的，如果感觉与平时的疼痛不一样或忽然加重，要去医院，确定是否有临产的可能。

孕妈妈呼吸不畅会让胎儿缺氧吗

增大的子宫把膈肌（胸腔与腹腔之间相隔的肌肉，即辅助呼吸肌）顶高，使得胸腔体积减小，肺脏膨胀受到一定限制。进入肺泡的氧气减少了，氧供应不足，孕妈妈会感觉呼吸不畅或气短。如果不是忍受不了的气短，不用担心胎宝宝会缺氧，胎宝宝会从妈妈那里获取足够的氧气来满足生长的需要。

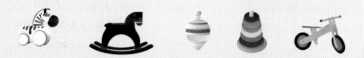

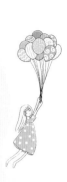

脐带绕颈一周能顺产吗

脐带绕颈能否顺产要看很多方面，比如脐带长短，脐带长的话顺产的可能性更大。还要考虑以下因素：胎位是否正常，如果胎位不正，顺产就很难；羊水有无污染；胎盘的成熟度；胎心情况等。

所以在还没有分娩前不用过于担心脐带绕颈的问题，到时候医生会根据个体情况给出建议，担心只会增加心理负担，影响胎宝宝健康。

产检时胎心跳动过快是怎么回事

胎宝宝正常的心率是 120 ~ 160 次 / 分，若胎心率持续 10 分钟以上都 < 120 次 / 分或 > 160 次 / 分，表明胎心率是异常的。胎心异常多数情况下代表胎宝宝在宫内缺氧，胎心异常的程度越严重，常意味着胎宝宝缺氧也越重。一些孕妈妈自身的情况也可引起胎心变快，比如孕妈妈有发烧、甲亢等疾病。

孕妈妈不要过度担心，应及时去医院治疗，可以在医生的指导下吸氧。

孕晚期静脉曲张怎么办

随着子宫的增大，子宫会压迫孕妈妈身体右侧的静脉（下腔静脉），增加对腿部静脉的压力。怀孕晚期，由于体内血量的增加，静脉承受的负担也将增大，再加上体内孕酮水平的增高，血管壁会变得松弛。这些原因都会导致孕妈妈出现静脉曲张。

◎ 如何缓解静脉曲张

1. 不要提重物。重物会加重身体对下肢的压力,不利于症状的缓解。

2. 不要穿紧身的衣服。腰带、鞋子都不可过紧,而且最好穿低跟鞋。

3. 不要长时间站或坐。总是躺着,对静脉曲张症状的缓解,也是不利的。尤其在孕晚期,要减轻工作量并且避免长期一个姿势站立或仰卧。坐时两腿避免交叠,以免阻碍静脉的回流。

4. 远离酒精。饮用含有酒精的饮料和酒水,会加剧静脉曲张的程度。

5. 最好采用左侧卧位。在休息和睡觉的时候,采用左侧卧位有利于下腔静脉的血液循环,减轻静脉曲张的症状。

6. 避免高温。高温易使血管扩张,加重病情。

7. 控制体重。如果超重,会增加身体的负担,使静脉曲张更加严重。

8. 睡觉时,可用毛巾或被子垫在脚下面。这样可以方便血液回流,减少腿部压力。

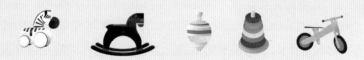

孕9个月，准爸爸干点啥

1. 让胎宝宝听到你的声音：对胎宝宝说话的时候多重复一些简短的句子，比如"你好啊！小家伙""我的乖宝宝""爸爸来了"，等宝宝出生后再重复同样的话，你会惊讶地发现宝宝会回过头来找你。

2. 积极参加分娩培训班：阅读一些相关的知识。医学研究显示，如果孕妈妈在分娩时有一位有经验并和她认识的看护陪伴，就会觉得放松和安全。在孕妈妈分娩的过程中，如果准爸爸陪伴待产，在一定程度上会给予孕准妈妈极大的精神安慰。

3. 学会交流与倾听：无论是担忧还是激动，都可以告诉妻子，与孕妈妈进行交流。对于你的参与和关注，孕妈妈一定会非常高兴。仔细倾听孕妈妈的回答和解释。即便孕爸爸已经为孕妈妈做了很多事，但是随时与孕妈妈沟通和交流依旧是头等大事。

4. 准爸爸别让自己先紧张：要迎接新生命，任何人都会感到紧张，准爸爸虽然只能旁观，但准爸爸的紧张、忧虑也是自然的。在孕妈妈面临分娩时，作为她的精神支柱，如果准爸爸自己先紧张起来，一定会影响到孕妈妈的情绪，使她更加不安、惶恐。准爸爸一定要学会放松自己，才可能去放松临产阵痛的孕妈妈，给予她最大的安慰与支持。

5. 准备好住院时的一切物品：备齐分娩必备物品，包括住院时必需的证件、孕妈妈的生活用品、新生儿用品等。现在一般医院都可以刷银行卡，但也要准备少量现金以备不时之需。

温馨提示：

待产须知

有些医院会发给孕妈妈"待产须知"，上面除列举即将生产的各种征兆外，还会注明住院待产时应携带的物品，包括挂号证、夫妻双方身份证、健保卡、母子健康手册，以及个人日常用品、换洗衣物、产垫等。提早准备妥当才不至于临时手忙脚乱，将这些物品统统装入大旅行袋里，并将旅行袋放置在孕妈妈和家人都知道的地方。

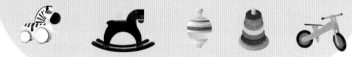

6. 留意孕妈妈的变化：随着子宫的增大，孕妈妈胸廓活动相应增加，并以胸式呼吸为主，以保持气体充分交换。她的呼吸次数不变，但每次呼出和吸入的量增加，每分钟通气量平均增加 3 升。准爸爸要适应这种情况，不要在听她讲话时表现出不耐烦。有些孕妈妈孕晚期的乳房会有漏奶现象，准爸爸不要露出嫌弃之情。

7. 睡觉时帮孕妈妈关灯：很多孕妈妈喜欢开着灯睡觉，认为这样有安全感。尤其是在孕晚期，孕妈妈忧心忡忡，容易失眠，觉得夜里开盏灯，心里踏实。可是这样做，却会减弱孕妈妈的免疫力。人体大脑中松果体的功能之一，就是在夜间当人体进入睡眠状态时，分泌大量的褪黑激素。褪黑激素的分泌，可以抑制人体交感神经的兴奋性，使得血压下降，心跳速率减慢，心脏得以休息，使机体的免疫功能得到加强。一旦灯光大开，加上夜间起床频繁，那么褪黑激素的分泌或多或少都会被抑制而间接影响人体免疫功能，干扰孕妈妈的生物钟，不利于其身体健康。若恶性循环，会导致孕妈妈心力不及，给分娩带来危险。所以，准爸爸就要注意了，除帮孕妈妈尽快入睡以外，一定要及时帮她把灯关掉，或者在房间里装一个小夜灯。

8. 帮孕妈妈调节环境：在分娩前，孕妈妈都希望可以在舒适的环境下待产：空气清新，光线柔和，室温适宜，环境清静，有亲人陪伴，有舒缓的音乐。准爸爸可以根据孕妈妈的喜好，把家中环境调节到最佳。在临产前，和准妈妈一起去了解一下病房、产房的环境，熟悉自己的医生。熟悉的环境能让孕妈妈感觉舒服、放松。

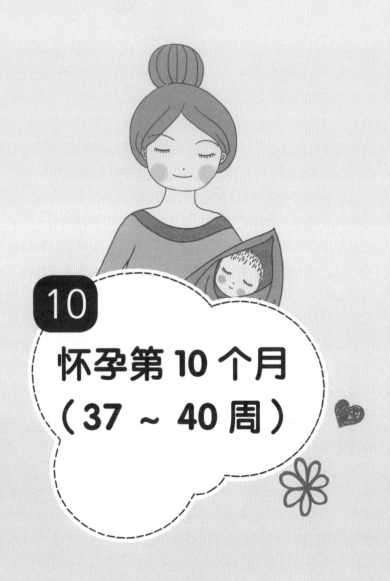

10

怀孕第 10 个月
（37 ～ 40 周）

你最该知道，医生在门诊没空细说的

　　分娩前的征兆有见红和不规则的腹痛。发生见红和不规则的腹痛，不要急于赶到医院，可以在家里处理一下个人卫生，例如洗发、洗澡，然后将收拾好的物品一并带到医院。如果在接近预产期的日子里发生了规律腹痛，就要及时赶到医院接受监护。规律腹痛的特点是腹痛有规律地按时间出现，例如总是 5 分钟疼痛就会发生 1 次，而且这种疼痛感觉是比较强烈的，疼痛发生的频率会越来越密，这些都意味着已经正式临产。

喜宝妈真实经历，帮你少走弯路

　　度过了甜蜜而艰辛的孕期，马上快和宝宝见面了，心里一定非常期待吧。这时候别忘了再检查一下你的待产包，看看东西是否准备齐全，特别是准生证等住院证件一定别忘了。准备充分妥当，无论宝宝什么时间来了，都可以立刻拎着包去医院了。祝姐妹们都能顺顺利利地生下健康的宝宝！

预习一下，怀孕 10 个月可能会做的检查

产检项目：血压、体重、宫底高度、腹围、胎心率、血常规、尿常规、胎心监护、胎位检查、骨盆测量（怀孕 37 周）、宫颈检查（Bishop 评分）。

◎ 重点项目

1. 宫颈检查（Bishop 评分）：宫颈成熟度检查是妊娠期利用超声测量宫颈或通过会阴检查法检查宫颈状况，以判断是否临产，是产科筛查及预测早产的重要方法。宫颈成熟是指分娩开始前宫颈变软、缩短、消失及扩张的状态。目前医学上检查孕妇的宫颈成熟度主要是采用 Bishop 宫颈成熟度评分法，宫颈成熟的过程可短至 12 小时，也可长达 6 ~ 8 周，产前检查宫颈成熟度能判断临产的时间，提前做出预测，使接近临产期的孕妇能在最合适的时间入院待产，能避免因为突然发作而出现意外。

2. 多普勒听胎心：正常的胎儿心率随子宫内环境的不同时刻发生着变化，胎心率的变化是中枢神经系统正常调节功能的表现，也是宝宝在子宫内状态良好的表现。而胎心监护的目的是尽早发现胎儿异常，在胎儿尚未遭受不可逆性损伤时，采取有效的急救措施，使新生儿及时娩出，避免发生影响其终身的损伤。

3. B 超检查：通过 B 超检查可以知道羊水量的多少，了解胎儿生长发育情况，判断胎盘是否正常，用于产前疾病诊断，还能观察胎儿生理活动情况。

孕 10 个月产检提示

在孕期的最后一个月，去产检的频率更高了。产前检查一般是越近临产，检查的次数越多。临产前检查主要包括了解胎位正与不正、血压高不高、有无浮肿、尿蛋白等；了解骨盆的大小；测量孕妇体重等。这些检查中了解孕妇骨盆大小非常重要，因为胎儿从母体娩出，必须经过骨盆，即所谓的"骨产道"，孕妇分娩顺利与否和骨盆的大小、形态密切相关。产前检查可以了解孕妇骨盆的大小、形态，估计胎儿大小和骨盆之间的比例。

孕晚期B超检查仍然要做，目的是了解胎儿在子宫内的安全情况，为临床处理提供信息。正常情况下，孕7个月以后应定期（每2周1次）做B超检查，判断胎儿发育是否正常，了解胎儿在子宫内的状况。

影响分娩的因素是什么

影响分娩有四大因素，分别是产力、产道、胎儿及产妇的精神心理因素。这些因素在分娩过程中相互影响。若以上因素正常并能相互适应，胎儿顺利经阴道分娩，为正常分娩。任何一个或一个以上的因素发生异常，以及四个因素相互不能适应，而使分娩进展受到阻碍，胎儿娩出困难，称为异常分娩，俗称难产。

⊚ 产力

是分娩的动力。是指将胎儿及其附属物从子宫腔内逼出的力量，包括主力和辅力。主力是子宫收缩力，贯穿于分娩全过程的始末；辅力是腹肌、膈肌和肛提肌收缩力，只出现于第二、第三产程，协同主力起作用。

产力是分娩的动力，但受胎儿、产道和产妇精神心理因素的制约。分娩是个动态变化的过程，只有有效的产力，才能使宫口扩张及胎先露部下降。产妇精神心理因素可以直接影响产力，对分娩有顾虑的产妇，往往在分娩早期即出现产力异常即原发性宫缩乏力；头盆不称和胎位异常的产妇常出现产力异常即继发性宫缩乏力。

⊚ 产道

产道是指胎儿娩出的通道，分为骨产道和软产道。骨产道是指真骨盆，在分娩过程中骨产道的大小、形状与分娩有密切关系。软产道是由子宫下段、宫颈、阴道及骨盆底软组织构成的弯曲管道。产道异常包括骨产道异常及软产道异常，临床上以骨产道异常为多见。

骨产道异常见于狭窄骨盆。骨盆径线过短或形态异常，致使骨盆腔小于胎先露部可通过的限度，阻碍胎先露部下降，影响产程进展，称为狭窄骨盆。狭窄骨盆可以为一个径线过短或多个径线过短，也可以为一个平面狭窄或多个平面同时狭窄。

软产道异常主要包括外阴异常、阴道异常、子宫颈异常、软产道肿瘤和低置胎盘。外阴异常主要包括会阴坚韧和外阴水肿，会阴坚韧多见于高龄初产妇，外阴水肿一般见于重度贫血、心脏病、肾炎及重度妊娠高血压综合征孕妇。阴道异常主要包括先天性阴道隔和阴道狭窄。阴道横隔多发生在阴道上段，阴道纵隔若伴双子宫双宫颈，则一侧子宫内的胎儿下降时，阴道纵隔被推向对侧，不影响分娩。阴道瘢痕性狭窄，若位置低，程度轻，可在较大的会阴切开术下阴道分娩。子宫颈异常主要包括宫颈坚韧和宫颈水肿。宫颈坚韧常见于高龄初产妇。宫颈水肿主要是由于胎头位置不正，孕妇过早屏气用腹压而致宫颈组织长时间被压，血液回流受阻，引起宫颈水肿而致宫口扩张缓慢。软产道肿瘤（子宫肌瘤）若位于下段、颈部，或卵巢肿瘤阻塞产道，均应剖宫产。低置胎盘或边缘性胎盘可阻碍分娩过程中的胎儿先露正常下降。

◎ 胎儿

在分娩过程中，胎儿大小是决定分娩难易的重要因素之一。胎头或胎体过大易造成难产。

另外，胎位异常也是造成难产的常见因素之一。分娩时枕前位约占 90%，而胎位异常约占 10%，其中胎头位置异常居多：有持续性枕位、持续性枕后位、面先露、高直位、前不均倾位等，约占 6%～7%。臀先露约占 4%，肩先露极少见。

◎ 产妇的精神心理因素

分娩是生理现象，但分娩对于孕妈妈是一种持久的强烈的应激过程，孕妈妈的精神心理因素能够影响机体内部的平衡、适应力和健康。产程中常见的是对分娩的焦虑，焦虑是一种常见的负面情绪，是孕妈妈对面临的潜在威胁产生的恐惧和忧虑的一种复杂的心理应激反应。

精神因素包括孕妈妈的心情、精神状况、心理暗示、意志力等。不良的精神因素会影响正常分娩过程，从而导致剖宫产率升高。正常分娩是指从子宫出现规律收缩一直到婴儿生出来的全过程，一般需要 24 小时左右，这个过程伴随着疼痛。临床上常见一些产妇，本具备顺产的条件，但是，她们常常因为精神因素无法坚持分娩，不得不进行剖宫产。这都是因为孕妈妈心智不太成熟，承受痛苦与挫折的能力有限，面对分娩的"考验"，意志力薄弱而"无法过关"。

心理暗示也会影响正常分娩。很多产妇看到身边越来越多的人选择剖宫产，这会产生一种心理暗示：实在生不下来就剖呗。存在这种心理暗示的产妇很难坚持正常分娩，她们常常会中途放弃。此外，有一些产妇对正常分娩的知识来源于一些影视片里的恐怖镜头，对分娩怀有恐惧心理，所以这些孕妈妈可能不会选择阴道分娩。

◎ 建议

（1）孕妈妈从怀孕起就应多了解一些生育知识，对分娩过程及其产生的疼痛有充分的心理准备；要接受培训，学会分娩时用力的常识，对生宝宝有心理阴影的孕妈妈要请心理专家进行疏导。

（2）有意识地提高对痛苦与挫折的承受能力。社会和家庭的支持，是影响心理状态的重要因素。良好的社会支持可对应激状态下的孕妇提供保护，有缓冲保护作用。丈夫、公婆及父母等家庭成员应对生男生女均持正确的态度，让孕妈妈有一个温馨和谐的家庭环境，感到舒适安慰，心理负担减轻，全身心投入到分娩准备中去。

（3）在产程过程中，鼓励准爸爸积极参与，给予孕妈妈心理及精神上的支持，能够在她疼痛不安时给予爱抚、安慰及感情上的支持。孕妈妈在得到准爸爸亲密无间的关爱与体贴时，可以缓解紧张恐惧的心理，减少孤独感。准爸爸可在医务人员的指导下帮助孕妈妈做一些事情，如握手、抚摩、按摩、擦汗等，使孕妈妈感受到亲情的温暖，坚定顺产的信心。

 ## 住院后医生要做宫颈检查评分

宫颈检查评分是用来评估宫颈成熟度的一个指标，通过检查能了解宫颈成熟度，根据宫颈成熟度预测生产时间及生产方式。宫颈成熟度评分用 Bishop 评分法，满分值为 13 分。包括：宫口开大、宫颈管消退、先露位置、宫颈硬度，以及宫口位置 5 个指标。如果评分在 4 ～ 6 分，则表示自然分娩的成功率为 50%，可以采取一些必要手段促成宫颈成熟；如果评分为 7 ～ 9 分，自然分娩的成功率则高达 80%；如果评分大于 9，则表示自然分娩大多会成功。当评分小于 6 分，可以通过药物促宫颈成熟，还有一些其他方法如宫颈扩张棒、催产素输液等。一般说来，检查结果评分越高，表示自然生产成功的概率越高。

宫颈成熟度评分指标

（1）宫口开大：也叫子宫颈口扩张。孕妈妈生产过程中必须要宫口开大到 10cm，才可以自然分娩。

（2）宫颈管消退：临产前的宫颈管长 3cm 左右。第一次生产的孕妈妈先是宫颈管消失，然后是宫口扩张；如果是生二胎的孕妈妈，则是颈管消失与宫口扩张同时进行。

（3）胎先露位置：指的是最先进入骨盆入口的胎儿部分。胎先露下降程度根据坐骨棘水平判断，坐骨棘在骨盆(阴道)的双侧壁可以摸到。

（4）宫颈硬度：检查宫颈成熟度时，医生会通过触感判断宫颈硬度。宫颈过硬则表示不成熟，较软则得分更高。

宫颈成熟度检查的意义

通过检查，医生可判断孕妈妈是否适合顺产，能够避免在生产过程中出现无法预料的情况。宫颈成熟度检查对有计划阴道分娩的孕妇是极为有用的，能够方便医生确定最佳引产时机，缩短生产时间，并减少引产过程中发生不良事件的概率。

宫颈成熟度如何检查

目前多采用会阴检查法，更直接，结果更精确。在检查的时候，医生会先消毒自己的双手，戴上无菌手套，接着在孕妈妈的外阴部进行消毒，再深入检查宫颈的软硬、长度、位置、扩张情况等。孕妈妈在进行宫颈成熟度检查时可能会伴随少许痛感，应该注意放松自己，避免紧张。

宫颈成熟度检查的时间

一般越是接近临产时间，宫颈也越成熟，到宫颈成熟的时候，就是生产的最佳时机了。宫颈成熟度的检查在孕晚期进行，医生会借此判断孕妈妈宫颈情况，决定分娩时机和大概的分娩时间。如果是已经临产的孕妈妈，医生也会进行宫颈检查，确定宫颈口开大的情况，以及预估在分娩过程中可能出现的情况。

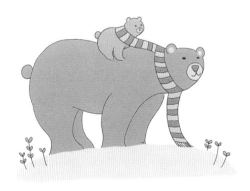

怀孕 10 个月孕妈妈常见问题

过了预产期，胎宝宝还没动静

对于过了预产期仍无产兆的孕妈妈，要到医院确认预产期是否正确。确认最后一次月经的日期，重新推算预产期。找出怀孕最初 3 个月内所做的超声检查单，依据胎儿的胎头和臂长数值，推算预产期。

如果预产期是正确的，那就要考虑以下方法了。

1. 在家做运动：每天散步半小时或缓步上台阶数次，这个方法适合正常孕期无合并症的孕妈妈；或者孕妈妈脚掌对碰，盘腿而坐，训练孕妈妈的骨盆腔肌肉，为自然生产做准备。

2. 住院引产：孕 41 周住院，如果拖到孕 42 周可能会胎盘老化、胎盘功能变差、羊水变少，催产效果不太好，所以孕 41 周就应该积极进行引产了。

脐带血到底要不要保留

脐带血里含有造血干细胞，这些干细胞在适合的环境下能够继续分化成熟变成有功能的细胞。脐带血干细胞的含量比较多，保留脐带血主要是保留脐带血里的干细胞，这些干细胞可以用于血液系统疾病（如白血病）、免疫性疾病、遗传性疾病和某些肿瘤的治疗。

◎ 保留脐带血的利弊

那么，脐带血到底要不要保留呢？下面分析一下利弊得失。

利：脐带血里的干细胞可以用来治疗一些比较罕见的疾病，是一种宝贵的医疗资源。

弊：保留的脐带血不能用于自身的治疗；保存费用昂贵；不是永久保存有效，因为干细胞也会逐渐死亡而失效。

◎ 脐带血应用答疑

1. 脐带血干细胞能自身使用吗？基本不能。如果孩子将来真的得了什么病（比如白血病），那么储存的脐带血干细胞很可能本身就有问题，用于自身治疗会导致很高的复发概率甚至治疗失败。目前大多数脐带血干细胞不能用于捐献者自身疾病的治疗。

2. 脐带血干细胞能给别人用吗？可以。如果捐献的脐带血干细胞是很健康的干细胞，那么别的病人可以通过移植脐带血干细胞获益。储存脐带血很可能将来是给别人用的。

3. 一个病人能用多个胎儿的脐带血吗？可以。脐带血在保留过程中存活的干细胞数量会逐渐减少，若干年后会损失殆尽而造成失效。一个成年人需要的干细胞数量远大于一份脐带血所能提供的干细胞数量，因此往往要多份脐带血才够一个成年人使用。

孕10个月，准爸爸干点啥

1. 若孕妈妈双脚水肿、变大，要帮她换一双宽松合脚的鞋。

2. 时常提醒孕妈妈，养成良好的生活习惯及饮食习惯。

3. 和孕妈妈一起参加产前学习，学习分娩呼吸法，认识生产预兆，了解生产过程。

4. 如果超过41周还未有分娩迹象，提醒孕妈妈应该住院催产了，因为逾期太久，胎儿在宫内将面临缺氧危险。

5. 不要带孕妈妈外出旅行，因为此时孕妈妈行动已经非常不便，而且随时会生产。

6. 若孕妈妈仍然上班，和她一起规划好请产假的时间。若孕妈妈产后要上班，事先要安排好带宝宝的人选。

7. 产前和医师、孕妈妈商议好生产方式。

8. 准备好待产用品，再检查一遍宝宝的用品。如果是亲朋好友赠送的婴儿用品，须仔细检查和清洗，免得宝宝穿上后皮肤过敏。

9. 了解孕妈妈产后要做什么事情。分娩后最初的成就感和兴奋感过后，就要开始考虑现实的一些问题：如何坐月子、产后如何调养，以及哺乳等问题。

10. 随时准备着陪孕妈妈住院生产。

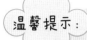温馨提示：

临产前容易被忽略的细节

临产前，需要孕妈妈和准爸爸注意的细节很多，容易被忽略的细节也很多。准备不充分，分娩时就有可能手忙脚乱，影响宝宝顺利出生。为此，孕妈妈和准爸爸可以将下面这些琐碎却很重要的事情一一记下并做好。

（1）了解入院流程，熟悉病房区域，特别是电梯的位置。

（2）了解去医院的最佳线路，如入院时间赶上上下班高峰，应了解各条线路的拥堵情况，计算最佳出门时间，到医院所需的时间等。

（3）确定当日有可用的车辆，以及车辆的安全状况。如借用朋友的车，需要确定朋友当日不用车；如果打车，需要提前预约，并在产前再次确定车辆当日可用。

（4）准备好待产包，包括孕妈妈、宝宝和准爸爸的。

（5）确定分娩陪护人及"替补人员"。

（6）孕妈妈提前申请产假，准爸爸也可以向单位申请陪护。

（7）确定入院前若出现紧急情况，如何联系医院及医生。

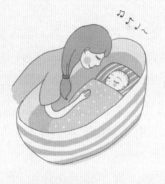